中医诊断学四诊技能实训

李 军 主编

科学出版社
北京

内 容 简 介

望、闻、问、切四诊是中医诊断疾病的基本方法，是每位中医院校学生和临床中医医师所必须掌握的基本技能。在临床诊断时，对四诊技能操作的掌握程度，将直接影响对疾病的诊断和治疗，故本教材主要围绕望、闻、问、切四诊的基本技能操作训练规范进行论述。期待通过操作训练，使中医医务人员掌握基本的、正确的操作技能，进而提高诊断水平。

图书在版编目(CIP)数据

中医诊断学四诊技能实训/李军主编. —北京：科学出版社，2016.9
　ISBN 978 - 7 - 03 - 049942 - 4

　Ⅰ.①中… Ⅱ.①李… Ⅲ.①中医诊断学－高等学校
－教材 Ⅳ.①R241

中国版本图书馆 CIP 数据核字(2016)第 222120 号

责任编辑：闵　捷　陆纯燕
责任印制：谭宏宇 / 封面设计：殷　靓

科学出版社 出版
北京东黄城根北街 16 号
邮政编码：100717
http://www.sciencep.com
南京展望文化发展有限公司排版
广东虎彩云印刷有限公司印刷
科学出版社发行　各地新华书店经销

*

2016 年 9 月第　一　版　开本：787×1 092　1/16
2024 年 7 月第十三次印刷　印张：5 3/4
字数：126 000

定价：34.00 元
(如有印装质量问题，我社负责调换)

《中医诊断学四诊技能实训》
编辑委员会

前　言

中医学是一门实践性较强的学科,随着高等中医药教育教学改革的不断深化,如何强化教学实践环节,提高学生动手能力,培养学生运用中医思维解决临床问题的能力,是中医高等教育急需解决的一个重要问题。而目前在中医临床诊断技能训练方面,中医院校学生主要通过临床见习及实习来巩固所学知识,虽有一定的效果,但因各高校招生规模的不断扩大和医疗卫生体制的不断改革,使原本就不多的实践机会变得少之又少。因此,如何提高中医药专业学生的整体临床诊断水平、减少误诊,是关系到中医药事业发展存亡的关键问题之一。

本教材的编写以强化中医实践教学环节,突出中医实践教学特色为指导思想,通过各章节设计的不同训练环节,切实提高学生中医思维能力与临床动手能力。从不同的方面对学生进行中医诊断基本技能训练:① 从实践角度强化学生对基础理论知识的学习;② 提高学生的学习兴趣,使学生的被动学习变为主动学习,单纯理论学习变为理论与实践的相结合学习;③ 进一步规范学生的临床技能操作要点,有效地预防和改善学生临床动手能力差、中医辨证思维弱化的问题,促进其对中医诊断学课程的全面把握,进而提高实习质量,提高中医临床诊疗水平。

全书共分为八个部分:绪论由李军编写,第一章望诊临床技能实训由吴大梅、高洁编写,第二章望舌临床技能实训由罗振亮编写,第三章问诊临床技能实训由陈聪、李文编写,第四章闻诊临床技能实训由薛蕾编写,第五章脉诊临床技能实训由李军编写,第六章按诊临床技能实训由李文编写,第七章中医诊断学实验实训研究与应用由李军、丁倩编写。最后,由主审秦钟教授对全书进行认真审阅并定稿。

　　本教材的编写,凝聚着学校教务处、基础医学院领导及中医基础教研室各位老师的关心与支持,以及全体参编人员的辛勤劳动,在此一并感谢。但本教材的编写无先例可循,还需要在教学实践中不断总结与提高,若有不足之处,恳请各位专家提出宝贵意见,以便再版时修订。

《中医诊断学四诊技能实训》编委会

2016 年 1 月

目 录

绪　论

一、中医四诊实训的相关记载和提出背景

《难经》曰："望而知之谓之神，闻而知之谓之圣，问而知之谓之工，切而知之谓之巧。"中医四诊法，即望诊、闻诊、问诊和切诊，是战国时期的名医扁鹊根据民间流传的经验和他自己多年的医疗实践，总结出来的诊断疾病的四种基本方法，总称"四诊"，古称"诊法"。① 所谓"望诊"，就是观察患者的神、色、形、态的变化。"神"是精神、神气状态；"色"是五脏气血的外在荣枯色泽的表现；"形"是形体丰实虚弱的征象；"态"是动态灵活呆滞的表现。这就是对患者面目、口、鼻、齿、舌、四肢、皮肤进行观察，以了解患者的"神"。在诸诊法中，望诊是形成和发展最早的一种，作为采集信息的手段，视觉最为直观方便、快速敏捷，但易受主观因素的影响，因此被扁鹊视为四诊之首。② 所谓"闻诊"，是指听患者说话的声音、呼吸、咳嗽、呕吐、呃逆、嗳气等的声动，还要以鼻闻患者的体味、口臭、痰涕、大小便发出的气味。③ 所谓"问诊"就是问患者起病和转变的情形，寒热、汗、头身感、大小便、饮食、胸腹、耳、口等各种状况。④ 所谓"切诊"，就是脉诊和触诊。脉诊就是切脉，掌握脉象。触诊，就是以手触按患者的体表部分，察看患者的体温、硬软、拒按或喜按等，以助诊断。《史记》说："至今天下言脉者，由扁鹊也。"司马迁为名医立传，扁鹊居首，可见司马迁对扁鹊的尊敬和对切诊法的重视。

中医四诊方法的规范训练是中医诊断临床技能的重要组成部分，除此之外还包括临床资料收集和病证诊断的方法。自古以来，在中医教育中有关四诊和辨证的临床技能实训就备受重视，随着中医现代高等教育的发展和普及，目前中医学生普遍存在一种"理论和实践脱节"的现象。因此如何提高中医药专业大学生的整体临床诊断水平，减少误诊，是关系到中医事业发展存亡的关键问题之一。

中医学是自然科学和人文科学的完美结合。中医服务的对象是人，因此中医临床诊断和模拟训练应以人为基础。而诊断是治疗的前提，没有准确的辨证就谈不上正确的治疗，正如古人言，"将升岱岳，非径奚为，欲诣扶桑，无舟莫适"。没有掌握良好的中医诊断基本功，就无法在临床上发挥中医的优势和特长，因此学习中医四诊实训相关技能对提高学生中医临床技能操作水平，强化中医临床辨证思维和实践动手能力的培养，具有非常重要的意义。

当前的中医教育中重理论轻技能的问题虽然逐步得到解决，但伴随着医疗环境的改变，以人为本的新医疗观念的普及和患者维权意识的提高，医学生在进入临床工作前就必

须具备一定的技能,而在过去这些技能可以在见习、实习过程中慢慢学习。因此,自 20 世纪 80 年代以来,从事中医诊断教学的各位学者不断努力探索中医诊断技能实训及如何更有效地将其与临床实践相结合。一系列的研究包括从微观辨证角度、从血流容积技术以及从计算机诊疗操作软件等方面丰富了中医诊断的技能教学内容,但这些研究对望、闻、问、切四诊的临床技能训练和操作规范的支持仍有不足之处,需要继续探索更加符合当下局势的新的四诊实训教学模式。

二、四诊实训客观化的兴起和发展

中医是以整体观念为出发点,对人体的不同生理病理状态进行辨证论治,有着独特的整体评测方法。中医学通过运用"四诊检查",可探测人体脏腑的气血、阴阳的生理和病理状态,但中医诊法缺少对采集的各类信息的客观化记录,其诊断结果缺乏客观评价标准,使得状态辨析的精确性和重复性难以满足临床需要。在中医临床方面,目前尚缺乏科学、独立的针对中医药疗效的评价方法,严重阻碍了中医药事业的发展。发挥中医涉及四诊的客观化仪器在疗效评估方面的作用,使中医药疗法的有效性更加客观,更加符合实际情况。在健康评估方面,有资料显示采用中医客观化检查方法有利于早期筛查,可以有效减少西医体检的漏诊,提高检查的准确率。

中医四诊客观化的实现与应用有利于促进中医诊察手段的进步,中医人体状态综合评价的客观化、数字化将为中医辨证理论的发展提供重要的基础工作,也是促进中医学科快速发展的迫切要求。随着中医药的推广和普及,对中医四诊仪器的需求也越来越迫切,中医四诊相关仪器具有简单、无创、廉价等优势,尤其是在健康预防领域发挥着重要的作用。国内,近年来,随着健康概念的不断更新和人们健康意识的不断增强,在一部分地区出现了中医体检,这也从侧面预示着中医在健康辨识领域具有广阔的前景。

随着现代科学技术的发展,经处理后的由中医四诊设备采集的临床数据亦推动了中医理论的不断进步。但中医四诊客观化的研究也存在着一些问题。一是缺乏中医医理指导,中医诊疗仪器的研制虽然有了很大发展,但数量稀少,部分存在脱离中医基础理论,普遍存在科技含量不高、低水平重复等问题。因此,必须以中医理论为依据完善中医四诊信息客观化采集技术,将传统中医四诊原理运用现代科技手段不断延伸、提高,并把中医临床观察结果以数据形式呈现,促使医生客观地辨识与评价人体健康状况。二是中医四诊客观化仪器多数是小型化、功能简单、性能一般,处于老、旧、破的状态,缺乏先进性,因此如何运用现代科技发展中医四诊仪器是一个值得思考的问题,亟待进一步深入研究与探索。虽然经过几十年的发展,中医四诊客观化研究取得了阶段性成果,并形成了一系列中医四诊仪器,使中医四诊设备在丰富中医科研、临床诊断手段,进而推动中医现代化进程方面发挥了重要作用。但随着生活水平的不断提高以及人们对中医药现代化的需求,目前的中医四诊客观化技术的研究、标准化、产业化以及普遍程度还远未满足临床需求,还存在一些问题与挑战,亟须进一步深入研究与探索。

三、四诊实训教学的基本要求

望、闻、问、切四诊自古以来就是中医诊断疾病的基本方法,通过四诊对病情资料进行全面搜集,获得判断病种、辨别证候的可靠依据,才能准确地分析病机、得出正确的诊断进而指导治疗。

(一) 中医四诊实训的目的与意义

望、闻、问、切四诊各自有着独特的操作技能,能否正确地掌握其基本技能,决定着诊法的正确运用,进而直接影响到对病情资料的搜集、疾病变化的分析和诊断结论的正误。中医四诊技能是中医必须掌握的基本技能,因为只有正确地掌握、规范地操作、熟练地运用,才能及时、准确地发现和把握各种症状、体征的特点。

1. 适应现代中医教育理念与模式的改变,突出中医诊断实践能力的培养　中医实践技能尤为重要,而反复的训练就是最有效的手段,主要依靠临床见习和实习来培养。但通过对比发现,模拟训练与临床见习、实习的体会不一样:一是医院的环境,二是患者换成身边的同学或者老师,有着自己的独特优势,如在人体身上进行脉诊训练才是最有效、最可靠的方法。因此,教育理念和人才培养模式应转变,突出中医辨证思维的培养和中医诊断技能实践能力的训练。

2. 构建学生合理的知识结构,强化中医辨证思维的培养　中医诊断的灵魂在于临床辨证思维,这也是中西医诊断的本质区别。因为西医学主要建立在还原分析的思维模式基础之上,所以诊断强调的是实证,形态学上的诊断证据往往是"金标准"。而中医学是建立在宏观的、整体的思维模式基础上的,强调的是功能和关系,平衡的失调是疾病的关键。理论联系实际,在训练中多视角把握实践内涵,有利于构建学生合理的知识结构,确立实践教学在人才培养中的重要地位。由于教学中的大量素材来源于临床,体现理论与实践相结合的精神,把握理论对实践的指导作用。通过大量模拟教学和临床技能训练有助于学生构建合理的知识结构,为学生提供了验证所学知识的机会;通过反复常规练习和示范纠错可以使学生注意到平时不易发现的错误而提高自己的操作水平,有效地培养学生的专业技能,提高职业道德水准,进而为早期接触临床、接触患者做好充分的准备。

3. 利于建立规范的中医四诊诊断方法　诊断不规范是中医临床普遍存在的问题。中医强调整体观念,强调因人、因时、因地制宜,同一个病证在不同患者、不同疾病、不同阶段表现是不一样的。如以感冒为例,由于其发病的季节不同,其治法也不完全相同:暑季感冒,多由感受暑湿邪气所致,故其治疗多应用芳香化浊药物以祛除暑湿。春季则风温宜辛凉解表;秋季则外感秋燥宜辛凉润燥;冬季则风寒宜辛温解表。因此应当从整体上把握和分析,而不是简单地制定一个框框,按图索骥。中医诊断辨证的标准是难以规范的。

4. 利于学生能力发展,增强教学的互动性,培养学生团结协作精神　中医学的价值观主要就是在教学活动中养成,在临床训练和相互操作中,学生能感受到患者在患病这一特殊阶段的喜怒哀乐,体会到中医诊断对治疗的影响,容易产生责任感、义务感和同情感。在解决患者问题的过程中学生则体会到了学科的重要性,增强了专业的自豪感,提高了对专业的认同感,有利于积极的职业情感和态度形成,并激发学生主动索取知识的积极性。

5. 利于培养学生的评判性思维　中医专业的本质特征之一就是实践性,具备良好的评判性思维能力是确保医生在临床实践中做出合理、有效决策的基础。通过模拟临床病例,进行探讨式教学,给学生创造和提供在临床情景中的思维和操作锻炼的机会,培养学生分析问题、解决问题的临床思维能力。

(二) 中医四诊实训的基本原则

中医四诊实训主要是遵循中医的思维规律,采用模拟的方法对临床上可能出现的情况进行训练,以中医四诊为基础,发挥模拟训练教学的优势,突出问诊、望诊和脉诊的基本训练,主要包括各种症的表述、表现、采集判断和分析定性,强调四诊的全面、规范和准确,但亦应遵循相关原则。

1. 符合中医的思维特点　中医四诊以传统的中医诊断和辨证为基础,以人体为模拟训练对象,体现了中医的思维特点。在医生进行诊断时,如何看待人体的健康和疾病;如何看待人与自然社会的关系;如何看待症、证、病的关系;如何看待功能和实质的关系;如何看待普遍性与特殊性的关系;如何看待病症的动静关系等,都充分体现了中医的辨证思维,这也是我们在四诊实训中必须面对和解决的问题。

2. 符合中医临床实际　四诊实训教学不是随便开设的模拟训练,一切从临时实际出发是模拟教学必须遵循的基本原则之一。模拟训练的目的就是使学生能够掌握中医四诊的基本技能,为临床见习、实习以今后从事的临床工作打下牢固的基础。但目前四诊实训课程存在一些实际的问题需要解决:一是临床资料如何有效地收集;二是这些资料应辨何证,这些不仅是提高诊疗水平的需要,更是临床必需每天面对的实际问题。

3. 符合中医认知规律　对于从业的中医,对于一些现象的把握经历了从感性到理性认识的两个阶段,传统的中医首先跟师门诊学习,然后研习理论;而现代的中医教学首先学理论,然后才是跟师学习,由于缺乏感性认识,因此常常有按图索骥之弊。如患者直接问患者"是否心绞痛""是否里急后重""是否尿频尿急",或者单凭"往来流利,应指圆滑"去体验滑脉,教学效果往往不够理想。问题在于学习的过程缺少一个重要的环节,即引导学生从实践中认识事物和现象,这可能也是造成"理论与实践脱节"的最为主要的原因之一。

(三) 中医四诊实训的基本方法

为了培养学生对中医诊断理论知识的运用能力,在四诊实训中要以生动活泼的形式完成规范训练,既要在技能训练中不断巩固理论知识,又要在进行中医辨证的过程中锻炼分析思维训练。

1. 规范的操作实训方法　在中医实训的过程中,我们应始终以规范的操作手法进行演示以及训练,因为操作是否规范直接影响诊察结果,进而会影响对疾病的判断。通过以往的经验得知,在理论课教学中虽然对实训的规范动作有明确的要求,但学生体验远远不够。因此,在中医诊断实训训练中强化基本诊查动作的训练,做到严谨规范,为准确辨证打下基础。

2. 临床试诊法　中医诊断学是一门以临床实践为依托的科学,要求学生除了对基本理论的掌握之外,还要密切联系临床实际。在实训训练的内容上我们应注重尽量模拟临床场景,同时注意为学生提供早期接触临床的机会,故在临床实训中一定要主动、积极地参加试诊。因此,为争取在患者身上得到第一手资料,在试诊前一定要在同学身上反复练习,并且要正规操作,严格要求,勤练基本功,才会熟能生巧,切忌浅尝辄止,争取在真正接触患者前,初步掌握所需的各种基本技能。

3. 模拟教学法　所谓的模拟教学法就是运用模拟器或模拟情境使参与者在接受现实情况下扮演某个角色,并和其中的人或事产生互动,以达到预期的学习目的,可应用于资讯的获得,动作技能的训练及培养决策的能力。医学模拟教育是利用医学模拟技术创设出模拟患者和模拟临床场景,代替真实患者进行临床教学和实践的方法,特别是中医四诊实训这种强调学习技能的课程,更加适合增加实践环节,采用医学模拟教育的形式进行训练。

4. 案例式教学法　案例式教学方法是目前中医实训中最为广泛运用的一种教学方法。所谓的案例就是指一个具体事例或场景的描述。在中医四诊实训中,案例即是指病例而言。一个案例是一个实际情境或实际患者的有关描述,包括一个或多个疑难问题,同时也可能包含有解决这些问题的相关方法。案例教学法从广义上讲,就是通过对一个具体情景或具体患者的描述,引导学生对这些特殊情景进行讨论,找出问题的关键,做出诊断,并探讨其解决办法,拟定治疗方案的一种教学方法。

(四) 中医四诊实训的基本要求

传统教学讲求系统知识,面面俱到地讲授各学科的完整知识;授课教师也非常强调所上课程的重要性,把大量的知识批量灌输给学生。然而学生毕竟精力、时间有限,能够完全吸收的知识有限。关键在于要通过训练使学生掌握解决实际问题的方法和能力。

从中医专业培养目标出发,注重临床实用技能训练。通过各种大量的接近于临床的实训训练,使学生面对各种非典型病例时,可以灵活运用中医辨证思维,做出准确判断。通过训练,能熟练掌握中医诊断四诊实训中的基本技能,熟悉病情资料的综合处理,主症诊断、证候诊断、疾病诊断的思路,从而培养学生在临床中辨病辨证的能力。通过实训教学,既要使学生获得知识,活跃思维,强化对理论知识的理解和掌握,又要培养学生的基本技能和专业技术技能,从而使学生具备从事中医工作的职业素质和能力。

第一章　望诊临床技能实训

望诊在诊断学上占有重要的地位,即是所谓的"望而知之谓之神"。因健康人的神、色、形、态等都有其正常的表现,有反常,便是病态。人体外部和五脏六腑,特是面部、舌部、和脏腑的关系更为密切。医生通过对外部的观察,可以了解整体的病变,正如《灵枢》所说:"视其外应,以知其内藏,则知所病矣。"望诊为四诊合参打下了重要的临床诊断依据。

【实训的目的与要求】

(1) 熟悉:望神、望面色、望形态、望头面、望五官、望前后二阴、望皮肤、望络脉、望排泄物与分泌物、望舌部分内容。

(2) 掌握:望诊的技能。不但要掌握望诊基础理论知识,而且还必须注意培养和训练敏锐、正确的观察能力,以具备娴熟的望诊技术。

第一节　望诊概述

一、望诊的原理和目的意义

望诊是医生运用视觉对患者神、色、形、态等全身及局部情况、舌象、分泌物和排泄物等进行有目的地、有次序地观察,以收集病情资料的一种方法。

望诊在四诊中居于首位,在中医临床诊断中有着重要的作用和意义。作为采集信息的手段,视觉最为直观方便、快速敏捷,但易受主观因素的影响。患者的神、色、形、态等外部表现,是临床诊断疾病的重要依据,因此医生在诊病时应当充分利用视觉观察,以收集各种相关病情资料。由于患者对医学知识普遍了解不足,注重的往往是自身的感受和不适,人的精神状态、面部色泽、形体强弱、舌象变化等重要的生命信息主要通过视觉来获取,是其他方法无法代替的。因此,医生能否正确运用望诊,对于病症的诊断至关重要,故有"望而知之谓之神"之说。《医门法律》曰:"凡诊病不知察色之要,如舟子不识风讯,动罹复溺,鲁莽粗疏,医之过也。"故医者应充分重视望诊,并在临床实践,乃至日常生活中充分利用一切时间、环境,训练视觉,培养自己敏锐的观察能力,提高望诊的诊断水平。

二、望诊介绍

(一)望神

以目光、面部表情和精神意识活动为重点,是判断临床预后、生命活动的重要环节。望神一般分为"有神""无神""少神""假神"四种。

1. 有神(得神) 神志清楚,两目精彩,呼吸平稳,语言清晰,面色荣润,肌肉不削,动作自如,反应灵敏。提示正气充足,精神充盈,为健康或病轻。

2. 无神(失神) 目光晦暗,瞳仁呆滞,精神萎靡,语声低微,反应迟钝,甚至神志不清,循衣摸床,或卒倒而目闭口开,手撒遗尿等。表示正气已伤,病情较重,预后不好。

3. 少神(神气不足) 两目晦滞,目光乏神,面色少华,暗淡不荣,精神不振,思维迟钝,少气懒言,肌肉松软,动作迟缓。提示精气不足,功能减退,多见于虚症患者或疾病恢复期患者。

4. 假神 常见于久病、重病精气极度衰弱的患者。如原本神识昏糊,突然神志清楚;原来不多言语,语声低微,突然转为言语不休,声音响亮;原本面色晦暗,突然颧红如妆;原本毫无食欲,忽然食欲增强。这是由于精气衰弱已极,阴不敛阳,虚阳外越,暴露出一时"好转"的假象,因此称为"假神",俗称"回光返照",或"残灯复明"。提示病情恶化,脏腑精气将绝,是临终前的前兆。

望面色以面部颜色光泽变化为主要内容,包括面部的青、赤、黄、白、黑五色变化与出现的部位,可反映脏腑气血的盛衰变化和病邪所在的部位。

(1)青色主寒证、痛证、瘀血、惊风。

(2)赤色主热证。

(3)黄色主虚证、湿证。

(4)白色主虚证、寒证、失血证。

(5)黑色主肾虚、水饮、瘀血。

(二)望形态

望形态是通过观察患者形体和姿态进行诊断的方法。

1. 望形体 主要是观察形体的强弱胖瘦和躯干肢体外形。形体特点一般可反映人体阴阳、气血禀赋,如瘦长者多阴虚阳盛;矮胖者多阳虚阴盛;不胖不瘦、身长适中者,则阴阳平衡。同时形体胖瘦还可体现病邪性质,如胖人多痰,瘦人多火等。躯干肢体的外形也有一定的疾病诊断意义,如鸡胸、龟背,多属先天禀赋不足或后天失养,由肾精气亏损或脾胃虚弱所致;胸如桶状,多为伏饮积痰,而致咳喘顽症;单腹肿大四肢瘦,为鼓胀。

2. 望姿态 即观察患者的动静姿态、行为动作。如面、唇、指、趾颤动,若为热病属热盛动风,若为内伤杂病属血虚阴亏;四肢抽搐痉挛、颈项背强直、角弓反张,属痉病,多见于肝风内动或热盛动风等证。手足运动功能失常和各种疼痛症状,也可通过望姿态推断出有关病证。如手足软弱无力,行动不灵而无痛,是痿证;手足关节肿痛,行动困难,是痹证;手足不能运动,麻木不仁,或拘急,或痿软,为瘫痪;以手护腹,行动前倾,多为腹痛;以手护腰,弯腰曲背,转动艰难,多为腰痛等。另外,望姿态还可从行为意向的表现判断有关病证。如畏缩不欲去衣,是恶寒的表现,为表寒或里寒证;欲揭衣被,是恶热,为表热或里热证;想见人而又喜寒凉,多为阳证;怕见人而喜温,多为阴证。从坐卧姿态也可推断人体阴阳消长和正邪盛衰的情况。如卧而蜷曲，喜向里，多为阳虚寒证；卧而袒露，喜向外，多为阳盛热证；坐而喜伏，多为肺虚少气；坐而喜仰，多属肺实气逆等。

（三）望头面

头面颈项是督脉、任脉与手足三阳经循行交会之处，足厥阴肝经亦上行于头。脑居头颅内，是精神意识的中枢。脑为髓海，为肾所主。心主血脉，血脉上荣于面，故心之华在面。因而头面颈项望诊可了解脏腑气血盛衰。实际上望神、望色也以头面部为主。

1. 望头　头形过大或过小，多由先天发育不良或肾精不足而致。小儿囟门下陷称为囟陷，囟门迟闭称为解颅，为先天不足、脑髓空虚所致。小儿囟门高突称为囟填，由温病火热之邪上侵所致，多为实证。头部摇动而不能自主，多为风病或气血不足。头发稀疏干枯为精血不足，青少年白发为肾虚、血虚，小儿头发结穗是疳积的表现。

2. 望面　以望面部表情、色泽为主。其他如面肿，即水肿发生于眼睑、头面；面部皮肤红肿热痛，多为风热火毒上攻所致；面部肌肉瘫痪，可见口眼㖞斜，为风邪中络或络脉空虚，病多在阳明经。

3. 望颈项　头颈强直可为痉病的症状之一，由温病热盛动风或肝风内动所致，以实证为主。头项软弱，属小儿五软（头软、项软、手软、脚软、肌肉软）范畴，为先天不足、肾精亏损所致。若颈前颌下结喉处有肿物如瘤，或大或小，可随吞咽移动，是瘿病，多因肝郁气结痰凝而致，或与地方水土有关。

（四）望五官

望五官（目、耳、鼻、口、舌）与五脏气血盛衰有关，望五官神色形态变化，可直接诊察脏腑病变。

1. 望目　目为肝之窍，五脏六腑精气皆上注于目。目部的五脏相关部位称为五轮（见"五轮八廓"），故望目不仅可以望神，而且可诊察五脏病变。眼睛黑白分明，视物清晰，神采内含是有眼神，虽病易治；若白睛暗浊，黑睛色滞，浮光外露，失却神采，视物模糊为无眼神，病较难治。目眦赤为心火，淡白为血虚；白睛赤为肺热，黄为湿热内盛；珠肿为肝火；眼胞皮红而湿烂为脾火；全目红肿为风热；目胞上下鲜明为痰饮，目胞色暗为肾虚。目窠肿为水肿初起征象，目窠内陷为脏腑精气衰竭；眼球突起多为瘿病。若瞳仁变色，眼生翳膜，视物不清，为内障、外障等眼病。若见瞳仁扩大是肾精耗竭，见于濒死危象，或绿风内障及某些中毒症；若瞳仁缩小，多属肝胆火旺、虚火上扰或为中毒。眼睑下垂称睑废，为先天不足或脾肾两虚，也可因外伤所致。目翻上视、直视，病较严重，昏睡露睛，则常见于小儿脾虚或慢脾风。

2. 望耳　耳为肾之窍，又为手足三阳经分布结聚的部位。望耳主要观察耳郭色泽、形态及分泌物状况。

3. 望鼻　鼻为肺之窍，属脾经，与足阳明胃经有联系。鼻头色青为腹痛，色黄为湿热，色白为失血，色赤为肺脾有热，色微黑是有水气。鼻孔干燥多为阳明热证。鼻翼翕动，初则为风热壅肺，久则属肺气不足。此外，望鼻还对鼻息肉、酒齄鼻、麻风、梅毒等病的诊断有一定的意义。

4. 望口唇　脾开窍在口，其华在唇。唇色红润，说明气血调和、胃气充盛。若唇色淡白为血虚，淡红为虚寒，深红为实热，青黑主气滞血瘀等。口唇干裂为津液不足，口角流涎是脾虚或胃热。此外，望口唇对口糜、口疮、髭风、茧唇等病也有直接的临床意义。

5. 望舌　舌为心之窍,舌通过经脉、经筋,直接或间接与五脏六腑相连。望舌主要是观察舌质和舌苔。

6. 望齿龈　肾主骨,齿为骨之余。手足阳明经脉络于齿龈。因此,望齿龈可测知肾与肠胃病。特别对温病辨证,更有重要的意义。正常人牙齿洁白润泽,齿根坚固,说明肾气充盛,津液充盈。如牙齿干燥为热盛伤津,光燥如石为阳明热盛,燥如枯骨为肾阴耗竭。牙齿松动稀疏,齿龈外露,多属肾虚。牙龈淡白为血虚,牙龈萎缩为胃阴不足或肾虚,牙龈红肿为胃火上炎。齿龈出血,痛而红肿者为胃热所致,不痛不红而微肿则多为肾虚或气虚所致。

7. 望咽喉　咽喉是呼吸、进食的要道,与肺、胃有关。正常人咽喉色泽淡红润滑,畅通无阻。若咽喉溃烂,周围红肿,多为实热证;扁桃体溃烂化脓为乳蛾,因肺胃热盛所致。若咽喉溃烂处上覆白腐,形如白膜,称为伪膜。伪膜坚韧而不易剥离的,多为白喉。

（五）望前后阴

望前后阴为通过观察患者前阴、后阴进行诊断的方法。前阴为男女生殖器及尿道的总称,后阴即肛门。前阴和后阴位于人体下部,称为下窍,与人体头面上窍（五官）相对。上、下窍计有9个,称为九窍。前阴与肝、胆、肾、膀胱以及太阳、少阴、厥阴、少阳、阳明等经有关,望前阴可诊断有关脏腑经络病变,还可诊断阴肿、疝、阴缩、阴挺、阴疮等局部病变。后阴与肺、脾、胃有关,其局部病变则有肛裂、痔瘘、脱肛等。

（六）望皮肤

皮肤为一身之表,卫气循行其间,内合于肺,具有排泄汗液、调节体温、抵御外邪侵袭的作用。五脏六腑精气通过经络循行,将气血津液输布于皮肤,以维持其温煦荣润与正常功能。因此,观察皮肤的色泽形态,可了解病邪性质与脏腑气血盛衰状况。

1. 望皮肤色泽　其原理、方法与望面色相同。一般来说,肤色润泽则脏腑精气尚盛,虽病亦易治;若肤色干枯晦暗而无光泽,则为脏腑精气虚衰,病情较重。通过肤色能有效诊断的疾病有丹毒、黄疸等。皮肤变红如染脂涂丹者为丹毒。若全身皮肤呈云片状红色,游行无定或浮肿疼痛,称为赤游丹毒,因风热外袭、心火偏旺或小儿胎毒所致。若发于局部则称流火,下肢红肿由湿热火毒下注所致,头面皮肤红赤肿痛则为风热毒邪上攻引起。若皮肤、面、目、爪甲发黄异常,为黄疸。其中,黄色鲜明如橘子色,属阳黄,为湿热内蕴所致;黄色晦暗如烟熏,为阴黄,由寒湿困脾引起;如皮肤黄中显黑,色黑晦暗,称为黑疸,因瘀血或肾虚所致。

2. 望皮肤形态　皮肤形态异常包括肿胀、斑疹、水疱等。头面、胸腹、腰背、四肢浮肿,皮肤紧绷,按之凹陷,抬手不起,称为肿,为水湿内停、外溢肌肤所致;若皮肤虚浮,按之凹陷,抬手即起,是气行不畅的征象。斑是显现于肌肤表面的片状斑块,摸不应手,分为阳斑与阴斑两种。阳斑又称发斑,斑大成片,色红或紫,甚而紫黑,常伴发热、烦躁、谵语、口渴、舌红绛、脉数等,可见于外感温热病,热入营血之证;阴斑大小不一,色淡红或暗紫,隐而不显,发无定处,出没无常,患者神清、肢冷、泄泻、舌淡、脉沉细,多因内伤气血不足而致。疹从皮肤血络发出,形似粟粒,红色而高起,摸之应手,可见于麻疹、风疹等病,其特征以点状丘疹为主。一般来说,斑疹形色以分布均匀而稀疏、色红润为顺证,病轻;若布点稠密或根部紧束、色深,则为逆证,病重。水疱为高出皮肤、大小不一、内含水液的疱疹,有水痘、蛇串疮、湿疹等不同。此外,尚有痈、疽、疖、疔等皮肤形态色泽变化征象。

（七）望脉络

望脉络通过两手鱼际、食指、指甲鱼际络脉的形色变化诊察疾病的方法。

1. 望食指络脉　又称望小儿指纹，多用于3岁以内小儿，以其形状、色泽、粗细、长短等变化为主。小儿食指掌侧络脉的显现和分布，可分为风关、气关、命关三部。诊察时医生用右手拇指用力适中地从命关向气关、风关直推，反复数次，络脉渐显，便于观察。正常指纹色泽鲜红，红黄相兼，仅隐于风关之内，多呈斜形，单支状，粗细适中。其色深病重，色浅病轻；色淡多虚，色滞（推之不畅、按之不退）多实；色淡红多寒，色紫红多热；色紫黑属瘀血阻络、主病危，色青主风或疼痛。若浮露浅显，病在表；沉滞深隐，病在里。增粗为实证、热证，变细为虚证、寒证。日渐增长为病情加重，缩短为病情减轻。食指络脉见于风关，病邪在表，病情较轻；从风关透至气关，病邪由表入里，病情加重；见于命关，病邪深入脏腑，如直透指端称为透关射甲，病情危重。

2. 望指甲　指甲是筋之余，为肝胆之外候。肝藏血而主疏泄，因此望指甲可测知气血盛衰及其运行情况。指甲红润含蓄光泽，坚韧而呈弧形，是气血旺盛、运行流畅征象。若指甲深红色是气分有热；黄色是黄疸之征象，常伴面目、全身皮肤黄色；淡白色为血虚或气血两虚，苍白色为虚寒，紫黑色为瘀血，青色以寒证为多。如按压指甲变白，放开后血色恢复缓慢，是气滞血瘀；不复红者，多是血虚。指甲扁平而反凹称为反甲，多为肝血虚所致；指甲干枯多为肝热，或肝血虚、心阴虚。指甲脆裂，以气血亏、精血少为多，亦可见于疠风、甲癣、久痹等病。

3. 望鱼际络脉　鱼际为手掌大指本节后肌肉丰隆处，手太阴肺经循行于此，且与胃经气血盛衰有关。望鱼际络脉主要是望色，如青属寒、赤属热等。目前较少应用。

（八）望排出物

望排出物包括望呕吐物、痰、涎、涕、唾、二便、经带、脓液等的形、色、质、量。

1. 呕吐物　清稀无臭，以寒证为主；秽浊酸臭，以热证为主；有不消化食物夹杂，并有酸臭味，多属食积；见有清水痰涎，伴口干不欲饮，舌苔腻，多属痰饮。呕吐黄绿苦水，为肝胆湿热；如呕吐鲜血或紫暗有块，夹杂食物残渣，为胃热、肝火引起，或有瘀血。

2. 痰　色黄黏稠、结而成块，属热痰；痰白清稀、多泡沫，属风痰；痰白清稀或有灰黑点，属寒痰；痰白滑、量多而易咯出，属湿痰；痰少而黏，难于咯出，为燥痰。痰中带血而色鲜红，多由阴虚火旺、热伤肺络所致。

3. 涕　鼻流浊涕是外感风热，鼻流清涕是外感风寒，久流浊涕不止是鼻渊之征。

4. 唾涎　口角流涎不能自主，质清量多，以脾虚为主；如口流浊涎黏稠，则为脾胃湿热；小儿流涎可因虫积、胃热引起。吐出唾沫而量多，多因胃寒、食积或肾虚饮泛而致。

5. 二便　大便如酱为大肠积热，似鸭粪而稀为虚寒，稠黏为热盛津伤，干结为津亏。兼夹红白脓液为痢疾；兼夹不消化食物为食积或脾虚。小便深黄而混浊，或白如米泔水样，是湿热下注；色白而清长，为肾阳虚；色红而浊，为尿血。

6. 月经　月经量多，质稠或夹血块，色深红，多为血热；若量多，质稀，色淡红，多为气虚；月经色暗，兼夹血块，多为瘀血；月经量或多或少，色或深或淡，为肝气郁结所致。

7. 带下　妇女阴道可有少量白带分泌。若带下量多，或淋漓不断等，即为带下病。若带下色白为寒湿，色黄为湿热，赤白相兼为肝经湿热，各色相兼称为五色带，为妇科危重病证。若带下清稀为虚寒，稠黏为实热，呈涕唾状为脾虚夹湿，似脓液状为内痈等。

8. 脓液 皮肉的液状腐败物,多见于外科疮疡。若脓色黄白质稠,色泽鲜明,为气血充盛而排邪外出;若脓色黄白质稀,色泽明净,为疮疡顺证,是正气胜邪的表现。脓黄浊质稠,色泽不净,为火热内盛;若脓色绿黑,质稀,为毒邪内陷,病情深重。

三、望诊的方法与技巧

(一)重视第一印象

望诊强调"一会即觉",因为望神的最佳时机是在医生刚接触患者,患者尚未注意,毫无拘谨,没有掩饰,真实表露的时候。要求医生培养敏锐的观察能力,平心静气,集中精力。通过医生敏锐的观察,在短时间内凭直觉对患者神旺盛衰的真实印象,以此来了解患者的精神意识状态和机体的整体功能状态。

(二)以常衡变,对比观察

医生要熟悉人体的生理状态,熟悉各部位组织的正常表现和生理特征,然后再将病理体征与生理特征或表现作比较,这样才能及时识别病理体征,发现异常情况,做出正确的判断。

(三)注意生理变异

望诊时应鉴别季节、时间、地域、饮食、情志、体质、年龄等情况不同所出现的生理变化。

(四)熟悉内容,观察有序

望诊时,医生首先应对望诊的内容非常熟悉,这样才可能避免遗漏和对同一部位的反复观察而引起患者的反感和不配合;其次,望诊时还应该遵循一定的顺序,如从上到下、由外至内、先整体后局部等。

(五)动态观察

临床上许多患者的病情是不断变化发展的,因此我们要用联系的、动态的眼光观察,在疾病的不同时期对同一观察部位进行对比观察以相互参照,才能够全面地把握病情。

四、望诊的注意事项

(1)光线:应在光线充足的地方进行,以明亮柔和的自然光线为佳。需要在灯光下进行望诊时,应注意各种光源对面色或者局部色泽带来的影响,必要时可在自然光线下复诊。

(2)体位:应选择恰当的体位,充分暴露受检部位。

(3)温度:应保证在适宜的温度下进行望诊,以便获得客观准确的病情资料。

望诊的重点在望神、望面色和舌诊。因面、舌的各种表现,可在相当程度上反映出脏腑功能变化,而全身神气的存、失又是生死吉凶的重要指征。在临床上,掌握望神、望色和望舌,并结合形态、头面五官、皮肤等望诊方法,可对脏腑病变的诊察提供有价值的诊断资料。

第二节 望诊的内容

望诊主要包括全身望诊和局部望诊以及特殊的望排出物和望小儿指纹。全身望诊,又称为整体望诊包括望神、望色、望形、望态；局部望诊，又称为分部望诊，包括望头面、五官、躯体、四肢、皮肤、二阴以及望舌象；望排出物，包括望痰涎、呕吐物、二便、经、带。

一、全身望诊内容以及临床意义

全身望诊内容包括望神、望色、望形、望态。

（一）望神

1. 神的含义　在中医学主要包括2个方面：① 广义神即"神气"，是指整个人体生命活动的外在表现；② 狭义神，即"神志"，仅指人的精神意识思维和情志活动。神的含义，决定着望神的内容，既要望内在脏腑组织功能活动的外在表现，又要望精神意识情志活动的外在表现，故中医望神包括望广义之神和狭义之神。

2. 望神的原理及意义　神的产生要以气血津精为物质基础，通过脏腑功能功能所体现。因此，神是整个生命活动与生命现象的集中体现，神旺则表示精气充足、功能正常，神衰则预示精气不足、功能失常，神消则提示精气竭绝、功能衰竭，神在生机存、神失生机灭，故《灵枢·天年》说："失神者死，得神者生。"望神的意义就在于通过观察神的盛衰、得失，了解精气的盈亏与脏腑功能的强弱，从而推断病情的轻重，判断预后的吉凶。

3. 神的表现　神具体反映在人的神识、眼神、表情、语言、面色、体态等各个方面，通过望诊重点可以通过观察神情、两目、气色、体态等来反映神的情况。此外，还可结合听患者语言声音、脉象等来判断。

（1）两目：眼睛是心灵之窗，人的精神活动，往往于无意中流露于目光；又目系通于脑，其活动受心神支配，所以眼睛是可以传神的。《灵枢·大惑论》说，"目者，心使也"。眼目是察神的重点。

（2）神情：神情是指人的精神意识和面部表情，即心所主之神志，心乃"君主之官"，在人体生命活动中具有重要的作用。

（3）气色：气色是指人的周身皮肤（以面部为主）和体表组织的色泽，其荣润或枯槁，是脏腑精气盛衰的重要表现。《医门法律》说："色者，神之旗也，神旺则色旺，神衰则色衰，神藏则色藏，神露则色露。"

（4）体态：体态指人的形体动态。其动作自如否是机体功能强弱的主要标志。

4. 神的分类　根据神的盛衰，就其具体的变化，可以分为得（有）神、少神、失（无）神、假神四种，这也是望神的具体内容。此外还有以神志失常为主要表现的一类疾病，即神乱。其各自的临床表现和意义如下：

（1）得神：是精充、气足、神旺的表现，又称为有神。

【临床表现】　目光明亮，目珠灵活；神志清楚，思维有序，反应灵敏，表情丰富；面色荣润；形体丰满，姿态自如等。

【临床意义】　说明脏腑精气充盛，正气充足，生命活动正常，为健康的表现；即使有病，也是脏腑精气未伤，正气未衰，生命活动尚未明显障碍，主病轻浅，预后良好。

（2）少神：是精气不足、神气不旺的表现，又称为神气不足。介于得神与失神之间。

【临床表现】　两目乏神，目珠运动迟慢；神志清楚，但精神不振，思维迟钝；面色少华；肌肉松软，动作迟缓等。

【临床意义】　提示脏腑精气轻度损伤，正气不足，功能减弱。常见于素体虚弱之人，或病情较轻,或病后恢复期而正气尚未复原之时。

(3)失神:是神气严重衰败的表现,又称为无神。临床有虚、实之分。

正虚失神:精亏、气虚、神衰的表现。

【临床表现】 目无光彩,眼球呆滞;精神萎靡或神志昏迷,思维混乱,反应迟钝,表情淡漠;面色晦暗;形体羸瘦、动作艰难等。

【临床意义】 提示脏腑精气亏虚,正气大伤,功能衰竭。多见于慢性久病之人,属病重,预后不良。

邪盛失神:邪盛、神伤的表现。

【临床表现】 神昏谵语,躁扰不宁,循衣摸床,撮空理线;或壮热神昏,呼吸气粗,喉中痰鸣;或卒然昏倒,双手握固,牙关紧闭等。

【临床意义】 提示邪气亢盛,内伤心神;或邪热亢盛,扰乱神明;或肝风挟痰,上蒙清窍。可见于急性危重病患者,亦属病重,预后不良。

(4)假神:是指重危患者突然出现精神暂时"好转"的假象,为临终前的预兆。

【临床表现】 由失神时的目光晦暗,瞳神呆滞,突然变为目光明亮,但浮光外露;由神志昏迷或精神萎靡,突然变为神志清楚,精神躁动;由面色晦暗,突然变为颧赤如妆。除这些望诊所见之外,假神患者也可在饮食、语言等方面出现假象,如懒言少语,语声低微断续而突然变为言语不休,语声清亮;或久病毫无食欲或食量极少,而突然欲进饮食,甚至暴饮暴食等。

【临床意义】 提示脏腑精气耗竭殆尽,正气将绝,阴不敛阳,虚阳外越,阴阳即将离决,属病危。古人将其比喻为"回光返照""残灯复明"。

假神应与重病转危为安的好转相区别。两者虽然都是以病情危重为前提,但假神出现多为重病治疗无效的前提下,突然出现个别现象的短暂性好转,与整体病情危重情况不相一致;而重病真正向愈则在治疗有效的基础上,从个别症状的改善,逐渐发展为全身的、稳步的好转。

(5)神乱:又称神志异常,为狭义之神异常的表现。按其临床特点可分为多种类型。

神志不宁:具有精神易于激动、兴奋的临床特点。常表现为烦躁易怒,坐卧不安,失眠惊悸,多言喜动等。多由里热较盛或阴虚火旺,心神被扰所致。常见于情志或食积化火、外感热病或久病阴亏之人。

精神抑郁:具有精神过度抑制的临床特点。常伴表现为情绪低落,表情淡漠,默默无语,反应迟钝;或哭笑无常,焦虑恐惧,不敢独处;或愚笨痴呆,喃喃自语,妄见妄闻等。多由情志内伤,气郁痰凝,蒙闭心神;或先天不足,脑神虚损,渐积而发。可见于郁病、癫病等患者。

精神狂躁:具有精神过度兴奋而致狂乱的临床特点。常表现为狂躁乱动,言行越常,打人毁物,骂詈不避亲疏,登高而歌,弃衣而走,逾垣跃屋,力逾常人等。多由暴怒伤肝,气郁化火生痰,痰火扰乱心神所致。可见于狂病及热性病的极期等。

意识障碍:以意识障碍(昏迷、昏睡)为其特征。临床表现为卒然昏倒,四肢抽搐,目睛上视,口吐白沫,伴有怪叫声(如猪羊叫声),醒后如常;或昏迷不醒,目闭口开,手撒遗尿等。多由肝风挟痰,蒙闭清窍,也可因颅脑外伤或先天遗传所致。可见于痫病、中风等患者。

　　神志异常之神乱与邪盛失神的临床意义不同。前述邪盛所致神昏谵语,循衣摸床等,亦属神乱,但主要是指神志昏迷,一般出现于全身疾病的严重阶段,病重已至失神;此处所说神乱主要是指神志异常,多反复发作,缓解时常无"神乱"表现,神乱症状主要是作为诊病的依据。

　　(二)望色

　　1. 望色的意义与内容　望色就是医生通过观察患者体表皮肤,尤其是面部色泽的变化,来了解病情、诊断疾病的方法。既要望色即颜色,还要观察泽即光泽的变化,中医望诊更重视的是泽。《望诊遵经》所说的"有气不患无色,有色不可无气也",明确指出了气的盛衰有无,对判断病情更为重要,即"气至色不至者生,色至气不至者死"。色主要反映气血的盛衰和运行情况,也可反映不同的性质和脏腑的病变。如《灵枢·五色》曰:"青黑为痛,黄赤为热,白为寒""青为肝,赤为心,白为肺,黄为脾,黑为肾"。光泽,主要反映脏腑精气的盛衰,以判断病情的轻重、推测预后的转归。凡五色荣润光泽者,脏腑精气未衰,多为无病或轻病;凡五色晦暗枯槁者,脏腑精气已衰,病多危重。诊病之时又应将色与泽之变化综合分析,才能做出全面、准确的判断。

　　2. 面色分类　根据健康与否把面色分为常色和病色。

　　(1)常色:常色是指正常无病之面色。以明润(光明润泽)、含蓄(隐含于皮肤之内,而不特别外露)为特点,乃精充神旺,气血津液充足,脏腑功能正常,精气内守而不外泄之征象。以中国人为代表的黄种人,其常色是红黄隐隐、光明润泽。常色又分为两类:一是主色,即人生来就有、终生不变的基本面色;二是客色,因季节、气候、生活条件等不同而发生相应变化的面色。

　　(2)病色:病色是指因疾病而发生异常变化的面色,具有晦暗和暴露两大特点。晦暗是指五色枯槁发暗而无光泽,是五脏精气已衰,胃气不能上荣的表现;暴露是指五色异常明显地显露于外,是五脏精气衰竭失于内守而外泄的表现。病色也分为两大类:一是善色,指虽因病而五色有异,但尚明润光泽,表明五脏精气尚未大衰,多属新病、轻病、阳证,易治易愈;二是恶色,指不仅因病而五色有异,而且枯槁晦暗,表明五脏精气已经大衰,多久病、重病、阴证,难治难愈。

　　3. 五色主病　根据患者面部五色变化以诊察疾病的方法即为五色主病,又称"五色诊"。五色大致可分为青、赤、黄、白、黑五种,分别提示不同脏腑和不同性质的疾病。

　　(1)青色

　　【主病】　瘀血、寒证、痛证、惊风及肝病。

　　【临床意义】　面色淡青,多为虚寒证。面色青黑,多为实寒证、剧痛。面色青黄,伴有胁下作痛者,可见于肝郁脾虚。面色青灰,口唇青紫,伴心胸憋闷疼痛者,多属心阳虚衰兼心血瘀阻;若突发剧烈胸痛,冷汗不止,肢厥脉微者,多属心阳暴脱;若咳喘气促,呼吸不利,多为肺气壅塞。小儿高热,若见眉间、鼻柱、唇周色青者,多属惊风或惊风先兆。

　　【机制分析】　总属经脉瘀滞,气血运行不畅,外现于面部所致。

　　(2)赤色

　　【主病】　热证、戴阳证。

　　【临床意义】　满面通红者,为实热证,多见于外感发热,或脏腑火热炽盛。两颧潮红者,为虚热证,多见于阴虚阳亢的患者。久病、重病面色苍白,突然出现颧部嫩红如妆,游移不定者,为戴阳证,属病危。

【机制分析】 多因热盛而脉络扩张,面部气血充盈所致;戴阳证患者见赤色,是脏腑精气衰竭殆尽,阴不敛阳,虚阳浮越所致。

(3)黄色

【主病】 脾虚、湿证。

【临床意义】 面色淡黄晦暗,面容消瘦者,称为萎黄,多属脾胃气虚,气血不足。面色淡黄而虚浮者,称为黄胖,属脾虚不运,湿邪内盛。一身面目俱黄、小便亦黄者,称为黄疸。其中黄色鲜明如橘皮者,为阳黄,乃湿热熏蒸为患;黄色晦暗如烟熏者,为阴黄,乃寒湿郁滞所致。

【机制分析】 多由脾虚不运,气血不足,面部失荣,或湿邪内蕴所致。

(4)白色

【主病】 虚寒、气血不足、失血。

【临床意义】 面色淡白无华,伴眼睑、口唇、爪甲、舌色淡白者,多属气血不足。面色㿠白伴面目肢体浮肿者,属阳虚水泛。面色苍白,伴四肢厥冷,大汗淋漓者,多属阳气暴脱之亡阳证或大失血之人。

【机制分析】 多由气虚血少,面部失于荣润;或阳气虚弱,无力行血上充于面部络脉所致。

(5)黑色

【主病】 肾虚、寒证、水饮、血瘀。

【临床意义】 面黑淡暗者,伴腰膝酸冷者,属肾阳虚。面黑干焦,伴头晕耳鸣者,属肾阴虚。眼眶周围色黑者,多属肾虚水饮或寒湿带下。面色黧黑伴肌肤甲错者,多为瘀血久停所致。

【机制分析】 多因肾阳虚衰,血失温养;或肾精不足、肾阴亏虚,面部失荣;或血行不畅,瘀色外露所致。

(三)望形体

1. 望形体的含义 望形体是医生通过观察患者形体的强弱胖瘦、体质形态等的变化,以诊察病情的方法。

2. 望形体的原理与意义 望形体之所以能够诊察病情,首先在于皮毛、肌肉、血脉、筋骨等五体全赖五脏精气的充养。五脏的精气盛衰和功能强弱可通过五体反映于外,五脏强、精气足则形体壮,反之五脏衰、精气虚则形体弱。故望形体可了解脏腑的强弱、气血的盛衰,邪正的消长。至于不同的体质形态,因其阴阳偏盛偏衰的不同,对病邪与病种的易感性及其发展转归也不同,故观察体质类型同样有助于对疾病的诊断。

3. 望形体的内容 包括望患者形体的强弱胖瘦,望患者形体的体质形态。

(1)体强:骨骼粗大,胸廓宽厚,肌肉充实,皮肤润泽。提示内脏坚实,气血旺盛,抗病力强。

(2)体弱:骨骼细小,胸廓狭窄,肌肉瘦削,皮肤枯槁。提示内脏脆弱,气血不足,抗病力弱。

(3)体胖:头圆颈短,肩宽胸厚,大腹便便,形体肥胖。胖而能食,为形气有余;胖而食少,是形盛气虚。

(4)体瘦:头长颈细,肩窄胸平,大腹瘦瘪,形体瘦长。形瘦食多,为中焦有火;形瘦食少,为中气虚弱。

(5)体质:指个体在其生长发育过程中形成的形体结构与生理功能、心理方面的特殊性。体质在一定程度上反映了机体阴阳气血盛衰的禀赋特点、对疾病的易感性、疾病的不同转归。目前一般将体质分为三类。

阴脏人:体型矮胖,头圆颈粗,肩宽胸厚,身体多后仰,喜热恶凉。阳气较弱而阴气偏旺,患病易从阴化寒,多寒湿痰浊内停。

阳脏人:体型瘦长,头长颈细,肩窄胸平,身体多前屈,喜凉恶热。阴气较亏而阳气偏旺,患病易从阳化热,导致阴津受损。

平脏人:又称阴阳平和之人,体型介于上两者之间。阴阳平衡,气血调匀,一般无寒热喜恶之偏,大多数人皆为此种体质。

(四)望姿态

1. 望姿态含义 望姿态是医生通过观察患者动静姿态、异常动作等的变化,以诊察病情的方法。

2. 望姿态的原理和意义 患者的动静姿态、体位动作与机体的阴阳盛衰及病性寒热虚实关系密切。阳主动,阳、热、实证患者,机体功能亢进,多表现为躁动不安;阴主静,阴、寒、虚证患者,机体功能衰减,多表现为喜静懒动。不同的疾病又常常使患者采取不同的体位姿态以减轻其痛苦。因此,通过观察患者的行、坐、卧、立等动静姿态的变化,就可以判断阴阳的盛衰、疾病的性质、病势的顺逆、病变的程度和某些疾病。

3. 望姿态内容

(1)望姿态要点:"望诊八法"。

动者、强者、仰者、伸者,多属阳证、热证、实证;静者、弱者、俯者、屈者,多属阴证、寒证、虚证。

(2)望患者坐、卧、站、行、异常的动作。

坐形:坐而仰首还是喜俯,是端坐还是半卧位,有无坐卧不安、烦躁,或坐时以手抱头的情况。

卧式:卧时面常向里还是向外,仰卧伸足或蜷卧缩足。

立姿:有无站立不稳,不耐久站、站则常赖他物支撑,或站时以手扪心,或两手护腹,俯身前倾的情况

行态:行走时身体震动不定,突然止步不前,行动艰难的情况。

异常动作:有无唇、睑、指、趾颤动;有无颈项强直,两目上视,四肢抽搐,角弓反张;有无卒然跌倒,不省人事,口眼㖞斜,半身不遂;有无卒倒神昏,口吐涎沫,四肢抽搐,醒后如常等。儿童应观察有无挤眉弄眼、努嘴伸舌的情况。

二、局部望诊及临床意义

(一)局部望诊的意义与内容

局部望诊是根据病情的需要,在全身望诊的基础上,通过对患者某一些局部再进行深入细致地观察,进一步全面地了解病情,明确诊断。因为人是一个有机统一的整体,任何

一个局部都与有关的脏腑相应、经脉相连,脏腑经脉气血发生病变,必然要表现在局部,故而局部望诊不仅有着具体的诊断意义,还可补充全身望诊的不足,有利于了解整体的病变。

(二) 局部望诊内容

局部望诊的内容:望头面(望头部、望面部),望五官(望目、望耳、望鼻、望口与唇、望齿与龈、望咽喉),望躯体(望颈项、望胸胁、望腹部、望腰背部),望四肢,望二阴,望皮肤等。

1. 望头面

(1) 望头部

望头颅:头大、头小、方颅、头摇的表现及临床意义。

望囟门:囟填、囟陷、解颅的表现及临床意义。

望头发:发黄、发白、脱发的表现及临床意义。

(2) 望面部

面形:面肿、腮肿、面削颧耸、口眼㖞斜的表现及临床意义。

面容:惊怖貌、苦笑貌的特点及临床意义。

2. 望五官

(1) 望目

目神:目之有神、无神特点及临床意义。

目色:正常特点,常见目色变化及临床意义。

目形:常见目形变化及临床意义。

目态:瞳孔生理特点,常见目态变化及临床意义。

(2) 望耳

耳的色泽:生理特点,常见耳的色泽变化及临床意义。

耳的形态:生理特点,常见耳的形态变化及临床意义。

耳内病变:常见耳内病变及临床意义。

(3) 望鼻

鼻的色泽:生理特点,常见鼻的色泽变化及临床意义。

鼻的形态:生理特点,常见鼻的形态变化及临床意义。

鼻内病变:常见鼻内病变及临床意义。

(4) 望口与唇

望口:① 口的形色:常见形色变化及临床意义;② 口的动态:"口形六态"及临床意义。

望唇:① 唇的色泽:生理特点,常见唇的色泽变化及临床意义;② 唇的形态:常见唇的形态变化及临床意义。

(5) 望齿与龈

望牙齿:① 牙齿色泽:生理特点,常见牙齿的色泽变化及临床意义;② 牙齿动态:常见牙齿动态变化及临床意义。

望牙龈:① 牙龈色泽:生理特点,常见牙龈的色泽变化及临床意义;② 牙龈形态:常见牙龈形态变化及临床意义。

(6) 望咽喉

望咽喉色泽:生理特点,常见咽喉的色泽变化及临床意义。

望咽喉形态：常见咽喉形态变化及临床意义。

3. 望躯体

（1）望颈项

外形：生理特点，瘿瘤、瘰疬、颈痈、项痈、气管偏移的表现特点及临床意义。

动态：生理特点，项强、项软、颈脉搏动、颈脉怒张的表现特点及临床意义。

（2）望胸胁：生理特点，扁平胸、桶状胸、鸡胸、胸廓不对称、肋如串珠、乳房肿溃的表现特点及临床意义。

（3）望腹部：部位，分区。生理特点，腹部膨隆、腹部凹陷、腹壁青筋暴露、腹壁突起的表现特点及临床意义。

（4）望腰背部：生理特点，意义。

外形：生理特点，脊柱后突、脊柱侧弯、脊疳、发背、缠腰火丹的表现特点及临床意义。

动态：生理特点，角弓反张、腰部拘急表现特点及临床意义。

4. 望四肢

（1）望手足

外形：四肢萎缩、肢体肿胀、膝部肿大、小腿青筋、下肢畸形的表现特点及临床意义。

动态：肢体痿废、四肢抽搐、手足拘急、手足颤动、手足蠕动、扬手掷足、循衣摸床、撮空理线的表现特点及临床意义。

（2）望掌腕

形泽：手掌厚薄、掌腕润燥表现特点及临床意义。

鱼际：生理意义，鱼际形色、鱼络颜色表现特点及临床意义。

（3）望指趾

形态：手指挛急、手指变形、趾节溃脱、指头螺瘪表现特点及临床意义。

爪甲：正常特点，甲色、甲态表现特点及临床意义。

5. 望二阴

（1）望前阴：望前阴内容及注意事项。外阴肿胀、外阴收缩、外阴生疮、外阴湿疹、睾丸异常、阴户有物突出等的表现特点及临床意义。

（2）望后阴：诊察体位及望诊内容。肛痈、肛裂、痔疮、瘘管、脱肛等的表现特点及临床意义。

6. 望皮肤

（1）色泽异常：皮肤发赤、皮肤发黄、皮肤紫黑、皮肤白斑的表现特点及临床意义。

（2）形态异常：皮肤干燥、肌肤甲错、皮肤硬化的表现特点及临床意义。

（3）皮肤病症：斑疹、水泡、疮疡等的表现特点及临床意义；斑、疹、白㾦之顺逆。

7. 望小儿指纹   概念、渊源、部位、原理、方法、适用范围。

（1）正常小儿指纹：指纹特点、影响因素。

（2）病理小儿指纹

三关测轻重：三关定位，表现特点及临床意义。

浮沉分表里：表现特点、机制及临床意义。

红紫辨寒热：表现特点、机制及临床意义。

淡滞定虚实：表现特点、机制及临床意义。

三、望排出物及临床意义

(一) 望排出物的含义

排出物是人体的排泄物、分泌物及某些排出体外的病理产物的总称。其中排泄物是指排出体外的代谢废物,如大便、小便、月经、带下等;分泌物是指人体官窍所分泌的液体,有濡润官窍的作用,如眼泪、鼻涕、唾液、口涎等;而痰与呕吐物则是人体有病时,排出体外的病理产物。

(二) 望排出物的意义

各种排出物与感邪性质、机体阴阳的盛衰、脏腑功能活动的常异、气血津液的盈虚通滞等密切相关,因此,望排出物的变化有助于判断脏腑病位,病性寒热及病变虚实,为确诊疾病提供可靠的依据。

(三) 望排出物的内容

望排出物主要是观察痰,涕,唾,涎,大便,小便,月经,白带,呕吐物的形、色、质、量的变化。

1. 望排出物的重点　痰、涎、涕、唾、二便。

2. 望排出物的要点　形、色、质、量。

3. 排出物属性总规律　诸病水液:色白质稀多属虚、寒;色黄质稠多属实、热。

(1) 望痰涕

望痰:寒痰、热痰、湿痰、燥痰、咯血、脓血痰的表现特点及临床意义。

望涕:清涕、浊涕的表现特点及临床意义。

(2) 望涎唾

望涎:生理特点,清涎、黏涎、滞颐等的表现特点及临床意义。

望唾:生理特点,常见表现及临床意义。

(3) 望呕吐物:常见异常表现及临床意义。

(4) 望二便

望大便:正常特点,常见异常表现及临床意义。

望小便:正常特点,常见异常表现及临床意义。

四、望小儿指纹

(一) 望小儿指纹的方法与内容

1. 概念　望小儿指纹,是通过观察小儿两手食指掌侧前缘浅表络脉的形色变化,以诊察疾病的一种诊察方法,又称望小儿食指络脉,此法适用于3岁以下之小儿。

2. 原理　由于小儿指纹(络脉)为手太阴肺经在寸口部的分支("手太阴肺经之脉,……其支者从腕后别出,循次指内廉,出其端。"《灵枢·经脉》),故望指纹与切寸口脉的原理意义相同,可判断病情的轻重、病性的寒热、正邪的虚实及病势的进退。

3. 望指纹的方法　诊察时让家属抱小儿向光,医生用左手拇指和食指握住小儿食指末端,再以右手拇指在小儿食指掌侧前缘从指尖向指根部推擦几次,用力要适中,指纹即可显见,便于观察。

4. 望小儿指纹的内容　重在观察其三关部位、浮沉变化、颜色红紫、浅淡浓滞及长短变化等。

（二）目的要求与意义

小儿指纹诊法始见于唐代王超《水镜图诀》，是由《灵枢·经脉》"诊鱼际络脉法"发展而来。后世医家如宋代钱乙的《小儿药证直诀》、清代陈复正的《幼幼集成》、林之翰的《四诊抉微》、汪宏的《望诊遵经》等，对此法都有详细的论述和发挥，使之广泛应用于儿科临床，通过望小儿指纹基本技能的规范性训练，掌握规范的操作方法，以正确地观察指纹的部位、浮沉、颜色、淡滞、长短等的变化，以明确相应的临床意义，对诊断小儿疾病具有重要的意义。

（三）正确操作的规范

1. 操作准备

（1）望小儿指纹前，医生应修短自己的指甲。

（2）望小儿指纹前，医生准备消毒纸巾或酒精棉球，用以清洁小儿食指。

（3）对于哭闹中的小儿，医生应嘱患儿家属让患儿休息片刻（3～5分钟），待其安静后方可望诊。

（4）望诊环境应保证充足的自然光源或日光灯光源。

2. 操作规程

（1）医者应嘱患儿家属将患儿抱向光源充足处，患儿面向医生。

（2）若观察右手指纹，医者用左手拇指和食指握住小儿右手食指末端，先用酒精棉球或消毒纸巾清洁食指，再以右手拇指指腹用中等力度，从小儿食指指尖向指根部推擦3～5次，使指纹显露，便于观察。

（3）逐项观察，指纹的三关部位、浮沉、颜色、淡滞、长短、粗细及形状变化。

（4）继续观察小儿左手的指纹变化，步骤同上（注意医生也应换手）。

（四）错误操作的表现

1. 操作准备错误

（1）望小儿指纹前，医生没有修短自己的指甲，极容易划伤小儿稚嫩的皮肤。

（2）望小儿指纹前，医生没有准备消毒湿巾或酒精棉球，无法清洁小儿指头，可因污垢的掩盖，而无法观察到指纹的真实表现。

（3）患儿哭闹厉害时，医者仍然进行观察，不仅操作无法顺利实施，亦因哭闹而使指纹发生变异，掩盖病情。

（4）望诊环境光源不足，或系有色光源，不能保证观察的清晰度或掩盖真实的指纹表现。

2. 操作规程错误

（1）患儿的体位不正确，未与医生正面相对。

（2）患儿食指肮脏有垢，医生未加清洁便观察。

（3）观察指纹时处于背光处或者在有色光源下进行。

（4）观察患儿右手指纹时，医生用右手食指和拇指握小儿食指末端，用左手推擦；观察左手指则反之，或出现其他手法错误。

（5）医生推擦患儿指纹的方向有误（由指根向指尖）或用力度掌握不准。

（6）医生推擦指纹次数太少或太多。

（7）医生观察指纹的内容有遗漏（部位、浮沉、颜色、淡滞）。

（8）只观察一只手而遗漏另一只手。

以上种种错误的操作表现，均不能准确地观察到真实的指纹变化，而难获得准确的病理信息。小儿指纹是指3岁以内小儿两手食指掌侧前缘部的浅表络脉。望小儿指纹是观察3岁以内小儿指纹的形色变化以诊察病情的方法。

因食指掌侧前缘络脉为寸口脉的分支（其支从腕出别上，循次指内廉，出其端），与寸口脉同属手太阴肺经，其形色变化，在一定程度上可以反映寸口脉的变化，故望小儿指纹与诊寸口脉意义相同，可以诊察体内的病变。加之3岁以内的小儿寸口脉位短小，切脉时只能"一指定三关"，诊脉时又常哭闹，气血先乱，使脉象失真。而小儿皮肤较薄嫩，食指络脉易于观察，故常以望指纹辅助脉诊。

（五）正常小儿指纹与病理小儿指纹

1. 正常小儿指纹

（1）指纹特点：在食指掌侧前缘，隐隐显露于掌指横纹附近，纹色浅红略紫，呈单支且粗细适中。

（2）影响因素：小儿指纹亦受多种因素的影响。如年幼儿络脉显露而较长；年长儿络脉不显而略短。皮肤薄嫩者，指纹较显而易见；皮肤较厚者，络脉常模糊不显。肥胖儿络脉较深而不显；体瘦儿络脉较浅而易显。天热脉络扩张，指纹增粗变长；天冷脉络收缩，指纹变细缩短。因此，望小儿指纹也要排除相关影响，才能作出正确诊断。

2. 病理小儿指纹

对小儿病理指纹的观察，应注意其纹位、纹态、纹色、纹形4个方面的变化，其要点可概括为：三关测轻重，浮沉分表里，红紫辨寒热，淡滞定虚实（图1-1）。

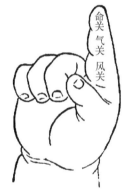

图1-1　婴儿指纹三关

出自《中医诊断学》（第三版）
陈家旭编

（1）三关测轻重：小儿食指按指节分为三关：食指第一节（掌指横纹至第二节横纹之间）为风关，第二节（第二节横纹至第三节横纹之间）为气关，第三节（第三节横纹至指端）为命关。

根据络脉在食指三关出现的部位，可以测定邪气的浅深，病情的轻重。

指纹显于风关：邪气入络，邪浅病轻，可见于外感初起。

指纹达于气关：邪气入经，邪深病重。

指纹达于命关：邪入脏腑，病情严重。

指纹直达指端（称透关射甲）：提示病情凶险，预后不良。

据现代研究，心气心阳虚衰和肺热病患儿，大多数指纹向命关伸延，这是由于静脉压升高所致。因指纹充盈度与静脉压有关，静脉压愈高，指纹充盈度就愈大，也就愈向指尖方向发展。血虚患儿由于红细胞及血红蛋白减少，则指纹变淡。

（2）浮沉分表里

指纹浮而显露：为病邪在表，见于外感表证。因外邪袭表，正气抗争，鼓舞气血趋向于表，故指纹浮显。

指纹沉隐不显：为病邪在里，见于内伤里证。因邪气内困，阻滞气血难于外达，故指纹沉隐。

（3）红紫辨寒热：指纹的颜色变化，主要有红、紫、青、黑、白等。

指纹偏红：属外感表证、寒证。因邪正相争，气血趋向于表，指纹浮显，故纹色偏红。

指纹紫红：属里热证。因里热炽盛，脉络扩张，气血壅滞，故见紫红。

指纹青色：主疼痛、惊风。因痛则不通，或肝风内动，使脉络郁滞，气血不通，故纹色变青紫。

指纹淡白：属脾虚、疳积。因脾胃气虚，生化不足，气血不能充养脉络，故纹色淡白。

指纹紫黑：为血络郁闭，病属重危。因邪气亢盛，心肺气衰，脉络瘀阻，故见紫黑。

一般来说，指纹色深暗者，多属实证，是邪气有余；纹色浅淡者，多属虚证，是正气不足。故《四诊抉微》说："紫热红伤寒，青惊白主疳。"

（4）淡滞定虚实

指纹浅淡而纤细者：多属虚证，因气血不足，脉络不充所致。

指纹浓滞而增粗者：多属实证，因邪正相争，气血壅滞所致。

第三节　望诊的技能训练

一、计算机辅助教学

（一）实训目的

学习观察和描述望诊资料的方法，并掌握各望诊资料的特征及临床意义。

（二）实训方法

每组 3～4 人，在电脑上观看中医望诊多媒体课件并作相应的自测题。最后，由带教老师随机抽取课件中的 4 张图像考核学生学习情况并总结（表 1-1）。

表 1-1　望诊实训报告

图片编号	病理特征	临床意义
1		
2		
3		
4		

二、全身望诊训练

（一）实训目的

通过对望神、望色、望形体与动态诊法基本技能的规范性训练，掌握具体的操作规范，熟练地运用于临床，以正确地观察神、色泽、形体与动态的变化，从而准确地把握脏腑精气、气血的盛衰、疾病的性质等病理本质，判断病情的轻重和预后。

（二）实训方法

学生分组训练，每组 14～16 人，由一名老师进行指导训练，同学们相互观察的神色形态的情况,并记录和分析其临床意义(表1-2)。

表1-2 全身望诊实训报告

全身望诊内容		_____同学
神	两目	
	色泽	
	神情	
	体态	
色	主色	
	客色	
	病色	
形		
态		

三、局部望诊训练

(一) 实训目的

通过对局部器官望诊基本技能的规范性训练,掌握具体操作的规范,以期熟练地运用于临床,正确地观察各局部的变化,从而准确把握脏腑经脉气血变化的病理本质。

(二) 实训方法

学生分组训练,每组14～16人,由一名老师进行指导训练,同学们相互观察的某些局部情况,并记录(表1-3)。

表1-3 局部望诊实训报告

局　　部	描述其特征
头面	
五官	
颈项	
躯体	
四肢	
皮肤	

四、案例训练

(一) 实训目的

加强学生对望诊资料的理解,巩固记忆,训练学生对望诊资料的收集、分析,为今后在临床中的应用打下基础。

(二) 实训方法

带教老师给出临床病例进行训练。

案例1:

刘某,男,1岁半,因出齿迟缓来诊。患儿10个半月时才开始出乳牙。此后出牙缓慢,长期服用鱼肝油及活性钙冲剂效果不佳,至1岁3个月时共出牙4只,经肌内注射维生素D后半月再出乳牙2只,而迄今未见新牙长出。现患儿共出乳牙6只,平时胃纳不佳,步态不稳,烦躁多啼,夜睡惕动,自汗盗汗,大便溏而不臭,体胖而面色苍白,肌肉不实,前囟未闭,约1 cm×1 cm,方颅,头发稀黄,枕部脱发区约8 cm×6 cm,肋缘外翻,可见明显的肋软骨沟,舌质淡红,苔薄白,小儿指纹淡。

【问题】

(1)患儿诊断为何病?

(2)该病典型症状有哪些?

(3)证候诊断及分析。

【答案】

(1)佝偻病。

(2)该病以骨骼畸形为主要症状,从发病初期的乒乓头(颅骨软化)、囟门不闭、牙齿迟出,到活动期的方颅、肋串珠、肋外翻、肋软骨沟、手镯、鸡胸、漏斗胸、"O"形或"X"形腿、脊柱后突或侧弯等,均为骨质软化、畸形改变的结果。

(3)证候诊断:脾肾两虚、心肝火旺证。

中医认为肾主骨,孕妇营养失调或孕期抱恙,可致小儿胎元失养,肾气虚弱;小儿生后调养不当、疾病久延,亦可伤及肾气;患儿多肥胖,兼面色苍白、肌肉松弛、纳呆便溏、自汗盗汗此为脾虚气弱之征。脾为后天之本,生化乏源,可使肾虚难以恢复,诸脏失养,心肝阴血不足,虚火上炎而见烦躁惊啼,甚至语言迟发,手足搐搦。

案例2:

张某,女,31岁,因反复皮肤、巩膜黄染1年半,口干3个月就诊。患者2年前因上节育环后出现经血增多,后渐感皮肤、巩膜黄染,尿色呈浓茶样。查谷丙转氨酶(ALT) 135 U/L,天冬氨酸转氨酶(AST) 158 U/L,总胆红素(TBIL) 52.9 μmol/L,直接胆红素(DBIL) 34.5 μmol/L,碱性磷酸酶(ALP) 928 U/L,谷氨酰基转移酶(GGT) 758 U/L,甲型肝炎抗体、丙型肝炎抗体均为阴性,乙型肝炎血清学检查中 HBsAg、HBsAb、HBeAg、HBeAb 均为阴性,诊断为胆汁淤积性肝炎。就诊时患者精神、食欲尚可,大便正常,小便色深,体重无明显减轻,面色黄,无恶心、呕吐,腹痛、腹泻及厌食,乏力,无发热、寒战,腰背痛,不伴瘙痒,舌红,苔黄腻,脉弦而数。

【问题】

(1)判断该患者所患疾病的中医名称。

(2)如何区分阳黄和阴黄。

【答案】

(1)黄疸。

(2)阴黄黄色晦暗如烟熏,多见于寒湿证。阳黄黄色鲜明如橘皮,多见于湿热证。

望诊临床技能实训思考题

(1)望诊观察的内容主要有哪些?

（2）望诊的方法有哪些？需要注意什么问题？

（3）通过学习望诊的方法与内容后，请认真观察同组实训小组中某同学的全身及局部情况并描述记录其特征，分析临床意义。

（4）在望诊中应该注意排除哪些干扰因素？

（5）在本班或同组的学生中，通过你的观察，有没有同学有典型体征或表现？

（6）何谓望神？望神的重点是什么？试述得神、失神、少神、假神及神乱各自的临床表现。

（7）何谓常色？有何特点？何谓病色？有何特点？何谓善色、恶色？各有何临床意义？试述五色主病及临床常见分类。

（8）形体胖瘦的表现及临床意义。

（9）请用阴阳分类方法，通过望诊请你对自身的体质进行判断，为什么？

（10）腹部膨隆如何判断是肥胖还是病态？

（11）试述望皮肤、四肢等的病理特征及其临床意义。

（12）试述斑与疹的区别与临床分类。

（13）结合你所学的知识，试述医院三大常规检查（大便常规、小便常规、血常规）中的大、小便检查与望诊望排出物区别与联系？

（14）寒痰、热痰、燥痰、湿痰、肺痈之痰各有何表现？

第二章 舌诊临床技能实训

舌诊是观察患者舌质、舌苔的变化,以诊查疾病的重要方法,是中医诊法的特色之一。临床实践证明,在疾病的发展过程中,舌的变化迅速而鲜明,凡脏腑、气血、津液的盛衰、病情的深浅、预后的好坏,均可较客观地从舌象上反映出来。

【实训的目的与要求】

(1) 熟悉:舌的形态结构;舌诊原理及舌象分析要点。

(2) 掌握:舌诊的方法;正常舌象的生理特点及意义;病理舌象的表现特点及临床意义。

第一节 舌诊概述

一、舌的形态结构

舌的组织结构与舌象形成的联系:舌是由横纹肌组成的肌性器官,上为舌背,下为舌底,舌背又分舌体和舌根两部分,以人字沟为界,中医望舌主要是望舌体部分。舌体又分为舌尖、舌中、舌根和舌边四部分;舌体正中有一不明显的纵行皱襞,称舌正中沟。舌底正中有一连于口腔底的皱襞,为舌系带,其两侧各有一圆形突起,为舌下肉阜,左为金津,右为玉液,是胃津、肾液上承的孔道。

舌面覆盖一层半透明的黏膜,形成许多细小的乳头,称舌乳头。根据其形态的不同,分为丝状乳头、蕈状乳头、轮廓乳头、叶状乳头四类,丝状乳头和蕈状乳头与舌象形成有密切关系,而轮廓乳头与叶状乳头则与味觉有关。丝状乳头如圆锥状乳白色软刺,有脱落细胞、食物残渣、细菌、黏液等填充其间,而形成舌苔;蕈状乳头上部圆钝如球,根部细小如蕈状,其形态、色泽改变是舌体变化的主要因素。

二、舌诊原理

舌与脏腑经络及气血津液有着密切的联系。

(一) 脏腑联系

心——心开窍于舌,舌为心之苗。心主血脉,为五脏六腑之大主,与气血运行相关;舌为心窍,言为心声,心藏神,舌体运动与语言及心神相关;心气通于舌,心和则舌能知五味,舌味觉与心神相关。

脾——舌为脾之外候,脾为气血生化之源,舌体赖气血充养;胃气蒸化谷气上承于舌面而生成舌苔。

肾——五脏六腑之精皆归于肾而藏之,而精气充养舌体。

肝、肺——肝藏血;肺主气,气血充养舌体。

当脏腑病变反映于舌时,具有一定的分布规律。如舌尖红为心火上炎;舌两侧见青紫瘀斑多为肝经气滞血瘀;舌苔中部厚腻多为脾胃湿浊、痰饮、食积;中剥苔多为胃阴不足;根剥苔则多为肾阴亏虚等。

(二)经络联系

心经之别系舌本;脾经连舌本,系舌下;肾经挟舌本,系舌下;肝经络舌本;胃经上至舌;膀胱经筋结舌本;少阳三焦经入系舌本。"核诸经络,考手足阳明,无脉不通于舌"。

(三)舌与气血津液的关系

舌体有赖气血的濡养;舌苔有赖津液滋润。因此临床可用以察津液盈亏,病邪性质及相应脏腑病变。舌下肉阜为唾液腺开口,唾为肾液,涎为脾液;且津液之生成运化布散与脾、胃、肺、肾、肝等脏腑相关,与病邪性质亦有一定关系。

三、舌诊的操作方法

(一)望舌面的方法技巧

1. 望舌体位　患者正坐位或仰卧位,医者姿势可略高于患者,以便俯视患者口舌部位。

2. 伸舌姿势　患者面向自然光线,头略仰起,尽量张口,舌体自然伸出口外,使舌体放松,舌面平展,舌尖略向下,舌体充分暴露。

3. 望舌顺序　先看舌质,再看舌苔。先看舌尖,再看舌中,最后看舌根。

4. 望舌时间　每次观察时间一般不超过 10 秒。如果一次判断不清,可令患者休息 1~3 分钟后,重复望舌 1 次。

(二)望舌下络脉的方法技巧

1. 望舌体位　患者取正坐位或仰卧位。

2. 伸舌姿势　患者面向自然光线,头略仰起,尽量张口,将舌体向上颚方向翘起,舌尖轻抵上颚,勿用力太过,使舌体自然放松,舌下络脉自然显露。每次观察时间一般不超过 10 秒。如果一次判断不清,可令患者休息 1~3 分钟后,重复望舌 1 次。

四、注意事项

(一)指导患者配合

患者避免伸舌过分用力、舌体紧张、卷曲、伸舌过久等,以免影响舌体血液循环导致舌色改变,或舌苔紧凑变样,或舌象干湿度发生变化。

(二)光线影响

自然光线的强弱,人工光的色温,对颜色的影响极大,容易使望诊者产生错觉。望舌以白天充足而柔和的自然光线为佳。白天强烈自然光线照射下会导致反光、舌象偏白偏淡；光线过暗可使舌色偏暗。如在夜间、暗处，需使用人工光，最好选择色温与标准日光（色温在 5 200～5 500 K）相近的光源，保证舌象观察真实准确。应避免在有色门窗、冷光手电筒等色调偏差太大环境下观察舌象。

（三）饮食或药品影响

1. 食物　进食后口腔咀嚼的摩擦与自洁作用可使舌苔变薄，饮水可使舌苔变润，辛辣可使舌变红，糖果甜腻可使舌苔变厚等。

2. 药物　大量镇静剂可使舌苔变厚腻，长期服用抗生素可产生黑腻苔或霉腐苔。

3. 染苔　某些食物或药物可使舌苔着色，如牛奶、豆浆等可使变白，蛋黄、橘子、核黄素可使变黄，黑褐色食品或药品如橄榄、酸梅、甘草片等可使变灰变黑。染苔时间短，或可揩可刮，不均匀，与病情不符等可资鉴别。

4. 口腔因素的影响　牙齿残缺，机械摩擦减少导致同侧舌苔增厚，镶牙可致舌边齿印，张口呼吸可致舌干、唾液对舌苔清洁减少而舌苔增厚等。

第二节　舌诊的内容

一、诊舌面

诊舌面主要观察舌体和舌苔两部分，临床应舌体（舌质）舌苔综合分析。

（一）舌体

舌体即舌质，指舌的肌肉脉络组织。望舌质包括望舌质的神、色、形、态四部分。诊舌下络脉，应观察其长度、形态、颜色、粗细以及小络脉的颜色、形态，有无紫暗的珠状结节和紫色血络。望舌体可候脏腑虚实、气血盛衰。

（二）舌苔

舌苔是舌体上附着的一层苔状物，望舌苔包括望苔色、苔质两方面。望舌苔可分析病邪的性质、深浅及邪正的消长。

二、正常舌象

1. 正常舌象的特点　舌质淡红鲜明滋润，大小适中，柔软灵活；舌苔均匀薄白而润。临床常描述为"淡红舌，薄白苔"。

2. 正常舌象的意义　提示相关脏腑（心、肺、脾、胃、肾等）功能正常，气血津液充盛，胃气旺盛。

三、舌象的生理变异

（一）年龄性别因素

老年人精气偏衰，气血常虚，脏腑功能减退，气血运行迟缓，舌色多暗红；儿童阴阳稚弱，脾胃功能较薄，生长发育快，代谢旺盛而营养相对不足，舌淡嫩而苔偏少，常有先天性剥苔。舌象性别差异不明显，在女性经期常有舌质偏红，舌尖点刺，但经后即恢复正常。

（二）体质禀赋因素

肥胖者舌多胖大色淡；消瘦者舌多瘦薄色红；裂纹、齿痕、剥落等亦有属于先天者。

（三）气候环境因素

1. **季节因素** 夏季暑湿盛，舌苔多厚而淡黄；秋燥当令，苔多干燥；冬季严寒，舌多湿润。

2. **环境因素** 我国东南湿热，而西北寒冷干燥，舌象亦随之而有所变化。

四、望舌体

舌体，即舌的本体，是舌的肌肉和脉络组织，又称"舌质"。望舌体，主要观察舌神、舌色、舌形、舌态以及舌下络脉（表2－1）。

表 2－1 舌质的异常及其临床意义

舌 体		临 床 表 现	临 床 意 义
舌神	有神气	舌色红活明润，舌体活动自如	阴阳气血精神皆足，生机旺盛
	无神气	舌色晦暗枯涩，舌体活动不灵	阴阳气血精神皆衰，生机微弱
舌色	淡红舌	舌色淡红润泽	气血调和，见于正常人，或病轻
	淡白舌	比正常淡红舌浅淡	气血两虚、阳虚
	枯白舌	舌色白，几无血色	脱血夺气
	红 舌	较正常舌色红，甚至鲜红色	实热、阴虚
	绛 舌	较红舌颜色更深，或略暗红	里热亢盛、阴虚火旺
	青紫舌	全舌青紫色，或局部青紫斑点	血气瘀滞
舌形	老 舌	纹理粗糙或皱缩，坚敛苍老	实证
	嫩 舌	纹理细腻，浮胖娇嫩，舌色浅淡	虚证
	胖大舌	舌体大而厚，伸舌满口	水湿内停、痰湿热毒上泛
	肿胀舌	肿大满嘴，甚至不能闭口	热毒上壅
	瘦薄舌	舌体瘦小而薄	气血两虚、阴虚火旺
	点刺舌	舌乳头突起如刺，摸之棘手	热盛
	裂纹舌	舌面有裂纹裂沟，裂沟中无舌苔	热盛、阴虚、血虚
	齿痕舌	舌体边缘有牙齿压迫的痕迹	脾虚、水湿内盛
舌态	痿软舌	舌体软弱无力	阴虚、气血两虚
	强硬舌	舌失柔和，屈伸不利，板硬强直	热入心包、高热伤津、风痰阻络
	震颤舌	舌体震颤抖动，不能自主	肝风内动
	㖞斜舌	伸舌时舌体偏向一侧，或左或右	中风先兆、中风、暗痱
	吐弄舌	舌伸口外，不能回缩；反复吐即收回，或舐口唇四周	热毒闭神动风或神识痴呆
	短缩舌	短缩舌	舌体卷短，紧缩，不能伸长

舌 体		临 床 表 现	临 床 意 义
舌下络脉	淡 红	舌下络脉细短,色淡红,周围小络脉不明显,舌色偏淡	气血不足,脉络不充
	曲 张	舌下络脉粗胀,或色青紫、紫红、紫绛、紫黑,或舌下细小络脉呈暗红或紫色网状,或曲张如紫色珠状大小不等的结节	血瘀

五、望舌苔

舌苔,指舌面上的一层苔状物,由脾胃之气蒸化胃中食浊上潮而产生。正常的舌苔,一般是薄白均匀,干湿适中,舌面的中部和根部稍厚。因患者的胃气有强弱,病邪有寒热,故可形成各种不同的病理性舌苔。望舌苔要注意苔质和苔色的变化(表2-2)。

表2-2 舌苔的异常及其临床意义

舌 体		临 床 表 现	临 床 意 义
苔质	薄 苔	透过舌苔能隐隐见到舌质	正常舌苔,或病情轻浅
	厚 苔	不能透过舌苔见到舌质	邪气入里,痰湿、食积、里热
	润 苔	润泽有津,干湿适中	津液未伤
	滑 苔	湿润而滑,伸舌欲滴	痰饮、水湿
	燥 苔	干燥无津	津液已伤
	糙 苔	舌苔粗糙,扪之碍手	津伤已极,或秽浊盘踞中焦
	腻 苔	苔质致密,颗粒细小融合,难刮	痰饮、食积、湿浊
	腐 苔	苔质疏松,颗粒粗大如豆渣,易刮	痰浊、食积
	剥落苔	舌本有苔,病中脱落,脱落处无苔	胃气、胃阴不足,气血两虚
	偏 苔	舌苔偏于某处	舌所分候脏腑有邪气停聚
	全 苔	舌苔遍布舌面	邪气散漫,湿痰阻滞
	真 苔	舌苔紧贴舌面,难以刮去	病之初中期胃气壅实,病邪较重;久病见之,提示胃气尚存
	假 苔	舌苔似涂舌面,容易刮去	久病见之,胃气匮乏不能上潮
苔色	白 苔	舌苔呈白色	正常舌苔,或为表、寒、湿证
	黄 苔	舌苔呈黄色	热蒸、里证
	灰黑苔	舌苔呈灰黑色	阴寒内盛,或里热炽盛

第三节 舌诊的技能训练

一、计算机辅助教学

学生观看舌诊课件、对计算机上各种教学病案中的舌诊图片进行识别。

二、学生正常舌象示教

选择一名健康学生志愿者,要求志愿者采取坐位,面向窗户(或柔和光源),使光线直接照射到舌面、舌下络脉,按标准伸舌方法展示舌象。由被培训的学生仔细观察志愿者舌象,写出正常舌象的特征。

正常舌象的特征:＿＿＿＿＿＿＿＿＿＿＿＿＿＿＿＿＿＿＿＿＿＿＿＿＿＿＿＿＿＿＿。

三、学生异常舌象训练

选择有明显异常舌象的学生志愿者,每组8～10人,被培训同学分别观察志愿者舌质的神、色、形、态;舌苔的色、质;舌下络脉的颜色、形态、长短、粗细、舌下小血络等情况,训练舌诊的方法、技巧,对不同舌象的识别,并完成异常舌象记录表(表2-3)的填写。

表 2-3 志愿者异常舌象记录表

姓名	舌神	舌色	舌形	舌态	苔色	苔质	舌下络脉	其他表现	临床意义

四、案例训练

案例1:

王某,女,37岁。三年来经常疲乏无力,纳食不香,腹胀便溏,月经提前量多,每至十余天方止。近一年来,常有心悸失眠,眩晕健忘,面色萎黄,形体消瘦,且时有肢体麻木。舌淡白,舌苔白,脉细弱。

【问题】

(1)患者为什么会出现淡白舌?

(2)哪些原因可导致淡白舌? 如何辨别?

【答案】

(1)四诊合参,本病证辨为心脾两虚证。舌淡苔白,脉细弱,为气血亏虚之征。

(2)气血亏虚,血不荣舌;阳气亏虚,运血无力,不能上荣舌质,都可导致舌色浅淡。若舌体瘦薄,舌色淡白,多属气血两虚;若舌体胖嫩,舌色淡白,多属阳气亏虚。

案例 2：

钱某,男,41 岁。反复咳嗽已近 5 年,10 天前因家事不和,心烦作怒,咳嗽突发,痰中带血而来诊。症见咳嗽阵作,痰黄而黏,痰中带血,胸胁疼痛,口干苦,烦躁易怒,小便短黄,大便干燥,舌红苔薄黄,脉弦数。

【问题】

(1) 患者为什么会出现红舌?

(2) 哪些原因可导致红舌? 如何辨别?

【答案】

(1) 四诊合参,本病证辨为肝火犯肺证。舌红苔薄黄,脉弦数,为肝火内炽之征。

(2) 实热则血行加速,舌体脉络充盈,红色愈深,热势愈盛。常见于表热证(多为舌尖边红)、心火上炎(多为舌尖红赤)、肝经热盛(多为舌两边红赤),以及实热证(包括外感、内伤,多为舌体鲜红)。或者阴液亏虚,虚火上炎,导致红舌(如胃肾阴虚,多红绛少苔或无苔;若色绛无苔而见裂纹,多属阴虚火旺)。

案例 3：

李某,男,50 岁。6 年前头部外伤,当即昏倒,神志不清约 30 分钟,醒后觉头昏头胀,头痛,时轻时重,有时头痛如劈如刺,不能安寐,舌边有紫斑,苔薄白,脉弦。

【问题】

(1) 患者为什么会出现紫斑舌?

(2) 哪些原因可导致青紫舌? 如何辨别?

【答案】

(1) 四诊合参,本病证辨为瘀阻脑络证。舌有紫斑,脉弦均为瘀血内阻之征。

(2) 阴寒内盛,阳气被遏,血行凝滞;或阳气虚衰,气血运行不畅而壅滞,见淡青紫;热毒炽盛,热入营血,营阴受灼,气血壅滞,见舌紫红或绛紫;肺失宣降,肺气壅滞,或肝失疏泻,气郁血瘀;或气虚不能行血,血流缓慢,则舌质淡红中泛现青紫。亦见于中毒、先天性心脏病等。全身性血行瘀滞,多见全舌青紫;局部瘀斑瘀点,多为局部瘀阻、血络损伤所致。

案例 4：

赵某,男,63 岁。头晕目眩已近 10 年,曾在某医院确诊为高血压病,服降压药对症治疗。近半个月来间有手指发麻,眩晕日甚,今日上午因情绪激动,突然跌仆倒地,不省人事,口噤不开,喉中痰鸣,左侧半身不遂,口眼㖞斜,呼吸气粗,面色红赤,舌红苔黄腻,脉弦滑而数。

【问题】

患者还可能出现何种舌态的变化?

【答案】

本患者素体肝阳偏亢,因情绪激动引发肝风而致病。肝阳亢逆化风,风阳上扰,故头目眩晕;肝肾阴亏,筋脉失养,故手指发麻;情绪激动使风阳暴升。气血逆乱,肝风挟痰蒙蔽清窍,则突然跌仆倒地,不省人事,口噤不开,喉中痰鸣;风痰窜扰经络,经气不利,则半身不遂,口眼㖞斜;痰热内扰,则见呼吸气粗,面色红赤,舌红苔黄腻,脉弦滑而数。中风先兆、中风以及暗痱患者,临床常可出现强硬舌、㖞斜舌。

案例 5：

杨某,女,21 岁,学生。3 年来反复咳嗽,痰中带血,西医诊断为"肺结核"。就诊时见形体消瘦,两颧红赤,咳嗽阵作,胸痛,痰中带血,血色鲜红,口燥咽干,盗汗,腰酸,耳鸣,舌红无苔,脉细数。

【问题】

（1）患者为什么会出现舌红无苔？

（2）剥落苔的临床意义？

【答案】

（1）患者舌红无苔的原因主要是肺肾阴虚,导致一身阴液亏虚,胃阴不能上潮。

（2）剥苔总由胃气匮乏,不得上蒸于舌,或胃阴枯涸,不能上潮于舌所致。舌红绛光剥者,为胃阴枯竭,胃乏生气,属阴虚重证;舌色㿠白如镜,甚则毫无血色者,为营血大虚,阳气虚衰重证;仅有部分剥落,未脱处仍有腻苔者,多为正气亏虚,痰浊未化,病情较为复杂。临床偶见先天性剥苔,常出现于舌面人字沟之前,呈菱形,多因先天禀赋所致。

案例 6：

张某,男,42 岁。患者 1 个月前以"心绞痛""心肌梗死"住院治疗。1 个月来病情基本稳定。但心前区常感闷痛,左手臂时有麻木感,汗多。突然胸痛彻背,呼吸困难,心悸,邀中医会诊。诊查患者口唇青紫,舌暗,苔薄白,脉结代。心电图示:急性前壁心肌梗死。

【问题】

患者舌下络脉可能出现何种变化？

【答案】

本病诊为胸痹心痛之瘀血痹阻证,患者口唇青紫,舌暗,脉结代均为瘀血之征象。血瘀患者舌下络脉常常出现如下改变络脉粗胀,或色青紫、紫红、紫绛、紫黑,或舌下细小络脉呈暗红色或紫色网状,或曲张如紫色珠状大小不等的结节等血瘀征象;但上述舌下络脉改变不是必见之症,具体以临床舌诊所见为准。

[实训小结]

舌诊简便易行,舌象的变化能较客观准确地反映病情,可作为诊断疾病、了解病情的发展变化和辨证的重要依据。常见异常舌象及临床意义见表 2-4。

表 2-4 临床常见舌象辨证简表

舌 质	舌 苔	简 称	主 病
淡红	薄 白	淡红舌,薄白苔	健康人;风寒表证;病势轻浅
	白 苔	舌尖红,白苔	风热表证;心火亢盛
	白似积粉	淡红舌,积粉苔	瘟疫初起;或有内痈
	白 腐	淡红舌,白腐苔	痰食内停;胃浊蕴热
	黄白相间	淡红舌,黄白苔	外感表证将要传里化热
	白厚而腻	淡红舌,白厚腻苔	湿浊痰饮;食积;寒湿痹证

续　表

舌　质	舌　苔	简　称	主　病
淡红	薄　黄	淡红舌,薄黄苔	里热轻证
	黄干少津	淡红舌,黄干苔	里热伤津化燥
	黄　腻	淡红舌,黄腻苔	湿热、痰热内蕴,食积化热
	灰黑湿润	淡红舌,灰黑润苔	寒证;阳虚
鲜红	白而干燥	红舌,白干苔	邪热入里伤津
	白而浮垢	红舌,白垢苔	正气亏虚;湿热未净
	白　黏	红舌,白黏苔	里热夹痰湿;阴虚兼痰湿
	薄黄少津	红舌,薄黄干苔	里热证,津液已伤
	厚黄少津	红舌,厚黄干苔	气分热盛,阴液耗损
	黄　腻	红舌,黄腻苔	湿热内蕴;痰热互结
	黑而干燥	红瘦舌,黑干苔	津枯血燥
绛红	焦黄干燥	绛舌,焦黄苔	邪热深重;胃肠热结
	黑而干燥	绛舌,黑干苔	热极伤阴
	无　苔	绛舌,无苔	热入血分;阴虚火旺
青紫	黄　燥	紫舌,黄燥苔	热极津枯
	焦黑而干	紫舌,苔黑干焦	热毒深重,津液大伤
	白　润	紫舌,白润苔	阳衰寒盛,气血凝滞
青紫	无　苔	淡白舌,无苔	久病阳衰;气血俱虚
	透　明	淡白舌,无苔	脾胃虚寒
	边薄白中无	淡白舌,中剥苔	气血两虚;胃阴不足
	白	淡白舌,白苔	阳气不足;气血虚弱
	白　腻	淡白舌,白腻苔	脾胃虚弱,痰湿停聚
	灰黑润滑	淡白舌,黑润苔	阳虚内寒;痰湿内停

望舌临床技能实训思考题

（1）血瘀证舌象有何特征？

（2）如何鉴别胖大舌和肿胀舌、腻苔和腐苔、剥落苔和类剥苔、真苔和假苔？

（3）病理性齿痕舌有何临床意义？

（4）什么是镜面舌？镜面舌有何临床意义？

（5）如何辨别灰黑苔的寒热属性？

（6）如何辨别舌之神气、胃气？

第三章 问诊临床技能实训

问诊是医生通过对患者或陪诊者进行有目的地询问，了解疾病的发生、发展、诊治过程、现在症状及其他相关情况，以诊察病情的一种方法。

【实训的目的与要求】

（1）熟悉：问诊资料的采集、规范书写及记录。

（2）掌握：问诊的方法，主诉及现病史的提炼；归纳既往史、个人生活史、家族史的能力；问现在症的方法和内容。

第一节 问诊概述

一、问诊的目的及意义

问诊不仅可获取望、闻、切三诊难以获得的病情资料，如患者自觉症状，疾病发生、发展过程，家族患病情况等，还可通过了解患者平素的饮食起居状况、情绪状态及性格特征等，起到针对性的健康教育、咨询及心理治疗作用，因此，问诊具有重要的诊察意义。诚如《素问·征四失论》所说："诊病不问其始，忧患饮食之失节，起居之过度，或伤于毒，不先言此，卒持寸口，何病能中。"即在诊察疾病时，应首先询问疾病的开始情况、致病原因等，若不询问明白，仓促诊脉，是难以做出正确判断的。明代张景岳以问诊为"诊病之要领，临证之首务"。清代医家赵晴初在《存存斋医话稿续集》中也曾说："脉居四诊之末，望、闻、问贵焉。其中一问字，尤为辨证之要。"充分说明问诊在诊察疾病中的重要作用。

（一）获取较全面的病情资料的重要途径

在大多数情况下，疾病的发生、发展、变化的过程及治疗经过，患者的自觉症状、既往病史、生活史和家族史等，只有通过问诊才能获得。尤其对于初学者，望诊、闻诊、切诊方法运用不够熟练时，问诊尤显重要。

（二）有利于疾病的及时诊断

尤其是某些疾病早期，患者尚未出现客观体征，仅有自觉症状时，只有通过问诊，医生才能抓住疾病的线索，做出诊断。

（三）有助于医患之间的交流

问诊的过程也是一个医患交往和沟通、建立积极的医患关系、开展医患合作的过程。通过问诊可以了解患者的思想状况，以便及时进行开导，也有助于疾病的诊断和治疗。因此在临床诊断中具有重要的地位。

（四）问诊对其他三诊检查具有指导意义

问诊及其他检查的内容和形式取决于临床诊断的需求。但某些疾病在其他三诊上表现不明显，如患者的分泌物形、色、质、量，心绞痛发作时患者的神、色、形、态及声音等方面的特征表现。临床上许多属于其他三诊检查的内容往往是通过问诊获得的。

二、问诊的方法

临床上要运用好问诊，除必须熟练掌握问诊的内容，具有较扎实的理论基础和较丰富的临床经验外，还应掌握问诊的方法和技巧，以获取及时、全面、准确的病情资料。

（一）确定主诉，全面询问

主诉是患者感受最主要的痛苦或最明显的症状或体征，也就是本次就诊的重要原因以及患病到就诊的时间。主诉是医生对患者就诊或入院前病情的高度概括和描述，要求医生对患者发病过程必须全面了解，并且用最简洁的文字进行科学提炼和归纳。主诉从一个侧面不同程度反映了医生的思想、专业技能水平和综合分析判断能力、鉴别诊断能力与文字写作能力。

记录主诉要简明，通常不能把病名或诊断检查结果作为主诉。若患者就诊时无自觉症状，仅仅是现代医学体格检查、化学检验或仪器检查发现异常时可用以下方式记录：如病情没有连续性时，可记录"10 年前发现肺大泡，1 周来胸闷、气短"；如当前无症状，诊断和入院目的又十分明确时，可记录"发现胆囊息肉 3 个月，入院接受手术治疗"。

记录主诉后，还要有目的地进行深入、细致的询问。如患者以"腹痛"为主要症状时，应进一步询问其疼痛的部位、性质、程度、时间以及其他伴随症状等。同时，也要兼顾到腹痛与饮食、工作、精神情绪等情况密切相关，以免遗漏病情。

（二）围绕主诉，询问"现病史"中的现病

围绕主诉，详细记录从起病到就诊时疾病的发生、发展及其变化的经过和诊疗情况。界定"现病史"中的现病，首先要明确主诉的内容和时间，注意与既往史鉴别，既往史是指患者过去的健康与疾病的情况。两者的时间界定主要是根据主诉所定病症及其所记时间为准，即主诉所述病症及其时间之内者属"现病史"中的现病内容，主诉所述病症及其所定时间以外的其他疾病则属既往史的内容。

（三）围绕主诉，边问边辨

问诊应以主诉为中心展开，医生在问诊时，除了可按照一定的顺序进行询问外，还应当充分发挥自己的主观能动性，以辨证思维指导问诊。在询问的同时，医生要注意分析所获得的病情相关资料，根据患者出现的症状体征，和未来出现的症状体征进行鉴别、排除，做到边辨边问。

三、问诊操作方法

（一）学生练习

由带教老师根据学生意愿分组，每组 10～15 人。

学生自拟主题,事先编写进行模拟问诊的脚本,内容应涉及主诉、现病史、既往史、个人生活史、家族史。

实训时由学生代表根据脚本内容模仿医患,将其演绎为问诊情景片段。

问辨结合,询问过程中,根据主症及主要兼症,结合舌、脉象,边问边辨。

重点为询问主症及其出现的时间,围绕主症展开全面询问,包括主症特征、出现的原因或诱因,以及兼症表现及其出现的时间。询问疾病诊治过程,如起始时的症状表现特点,诊治情况,疾病发展过程中主症及兼症的变化情况等。

由带教老师组织,让不参加问诊角色扮演的同学提炼出主诉、现病史、既往史、个人生活史、家族史。

(二)教师评定

由带教老师对学生的问诊角色模拟训练进行分析。

问诊语言:语言的表达是否准确,是否通俗易懂。

问诊方法:是否围绕主诉,逻辑性是否强,当被问者叙述不清时,提问者是否有适当的提示。

问诊内容:主症、起因、诱因、时间、部位、特点(性质)、治疗经过、其他症状、平素身体健康状况、过去曾患疾病、过敏史、手术史、生活经历、精神情志、生活起居状况、婚姻生育情况、家庭成员情况等。

总结问诊方法中存在的问题。纠正病史采集、病历书写中常见的错误。

四、问诊的注意事项

《难经》曾说:"问而知之谓之工。"经文中的"工"字,就是指问诊技巧而言的。因此,在临床上要运用好问诊,除必须熟练地掌握问诊内容,具有较坚实的理论基础和较丰富的临床经验之外,还应注意下列事项。

(一)诊室安静适宜

环境的安静对于医生静心凝神、全面收集病情有重要意义。尤其对某些病情不便当众表述者,应单独询问,以便使其能够无拘束地叙述病情。

《素问·移精变气论》中说:"闭户塞牖,系之病者,数问其情,以从其意。"就是直接向患者本人询问病情。若因病重意识不清等原因而不能自述者,可向知情人或陪诊者询问。但当患者能陈述时,应及时加以核实或补充,以便资料准确、可靠。

(二)态度要和蔼认真

在问诊中,融洽而有效的沟通是确保问诊效果的重要条件。医生要注意调整自己的心态,致力于医患合作,以达到消除或减轻患者病痛的目的。在积极运用专业知识了解患者病情的同时,医师还要注意自己对患者的亲和力,视情况进行一些问诊前的交流,语言口语化,避免审问式的询问;在语气、态度方面做到和蔼、认真,问诊时要细心、耐心;在患者讲述的时候注意倾听,注意患者的感受和心理状态变化,把握好问诊的方向,以免离题太远;注意要帮助患者提高战胜疾病、克服困难的信心,避免给患者带来不良刺激。要注意患者的感受,保护患者的权利,尤其在问及患者隐私的时候,要注意尤其是不要当面嬉笑或议论患者生理缺陷或隐私。

（三）不用医学术语询问

医生询问病情，切忌使用患者听不懂的医学术语。应使用通俗易懂的语言进行询问，以便使患者听懂，能够准确地叙述病情。患者易于理解与接受的口语化语言，力求患者能够准确回答，又要充分明白患者表达的意思，并进行核实。经确认后，用规范的专业术语，准确记录，进行进一步的检查，为辨证和辨病、鉴别诊断提供相关资料和依据，因此，"术语—口语"之间的转换是否准确，"口语—术语"之间的转换是否规范，是否能实现有效沟通，准确获得患者病情资料的重要保障。

（四）内容全面与详尽

医生在问诊时，既要重视主症，又要注意了解一般情况，全面地收集有关临床资料，以避免遗漏病情。问诊资料的全面与详尽对正确诊断有着很重要的意义。尤其对辨病、辨证以及鉴别诊断能够提供有效帮助的内容更需要深入、详尽地询问。对于新入院的患者，问诊内容需更为全面、详尽，对记录的要求也更多。因此，尽管问诊的内容较为复杂，但医生必须熟悉问诊的大致程序，询问时做到心中有数，避免遗漏。医师在记录患者初病的症状时，除了记录患者所出现症状外，还要记录症状出现、加剧或缓解、消失的过程，以及促使症状加剧或缓解的因素。患者未出现的症状，即阴性症状，也应当记录，为鉴别诊断提供依据。

（五）重视主诉的询问

医生在问诊时，应重视患者的主诉。询问"现病史"中的现病是病史中的主体部分。现病史是围绕主诉，详细记录从起病到就诊时疾病的发生、发展及其变化的经过和诊疗情况。界定"现病史"中的现病，首先要明确好主诉的内容和时间，因为主诉是患者最感痛苦的症状或体征，也往往是疾病的症结所在，所以要善于围绕主诉进行深入询问；并注意与既往史鉴别。

（六）分清主次缓急

对于危急患者应扼要地询问，重点检查，抓住主症，不必面面俱到，以便迅速抢救。但若遇见患者意识不清或言语障碍等原因不能自述者，可向陪诊者询问。待患者病情稳定或缓解能陈述时，再进行详细询问，补充并核实。切不可因为苛求资料的完整性而延误病情，使患者失去救治机会，造成不良后果。

第二节　问诊的内容

问诊的内容包括一般情况、主诉、现病史、既往史、个人生活史、婚育史、过敏史、家族史。通常都是按此顺序进行询问，并一一记录。此外，还应根据患者初诊或复诊、门诊或住院等具体情况，进行有针对性的询问。就诊时患者自身感觉到的症状（现在症）是诊病、辨证的主要依据，对病情的诊断具有重要意义。因此，现在症是问诊的主要内容。

一、一般情况

一般情况通常是问诊的第一项内容，包括患者姓名、性别、籍贯、年龄、婚否、民族、职业、工作单位、家庭住址、电话等。这些问题看似简单，但对临床诊断却有着非常重要的意

义。例如,有些疾病男、女发病率不同;不同年龄段的患者发病倾向不同;小儿外感病常表现出容易发病、传变迅速、易康复的特点;而老年人往往正气不足,其病多虚,恢复较慢;某些职业、工种可能引发职业病;不同地域、民族与地方性疾病或遗传病有关;而结婚是否对了解与生殖相关的情况十分重要。住址、通讯类的资料对于做好随访工作也是必不可少的。

门诊患者在初次就诊时往往需要一份门诊病历本,并在病历本封面上就姓名、性别、年龄、婚否、对何种药物过敏、职业、工作单位、家庭住址、联系方式等各项内容进行填写。除了一些对相关疾病诊断比较重要的信息或一些比较特殊的患者外,门诊医生通常抓住主要信息询问患者的一般情况,如年龄、婚否、药物过敏史、职业等。

操作规范:

(1)询问性别:有助于诊断不同性别的疾病。例如,妇女有经、带、胎、产等方面的疾病;男子有遗精、阳痿、早泄等病变。

(2)询问年龄:有助于诊断不同年龄段的疾病。例如,水痘、麻疹、顿咳等病,多见幼儿;癌病、胸痹、中风等病,多见于中老年人;通常青壮年患病多实证,老年人患病多虚证。

(3)询问婚姻状况:有时有重要诊断价值。例如,已婚妇女停经,应考虑妊娠的可能。

(4)询问民族、籍贯:有助于判断某些地方病。例如,岭南等地疟疾的发病率较高,丝虫病多见于长江中下游地区等。

(5)询问职业:对某些职业病的判断,非常重要。例如,硅肺、汞中毒、铅中毒等病的发生常与所从事的职业有关。

(6)询问工作单位、住址:有助于与患者或家属进行联系和随访。

二、主诉

主诉又称为主症,是症状和体征的合称,是问诊的核心内容。主诉即患者就诊时最明显或最感痛苦的症状、体征及其持续时间,是疾病主要矛盾的体现,也是认识和分析疾病的重要根据。其中,症状是指患者主观感受到的痛苦和不适,如咽干、口苦、头痛等;体征则是指疾病在患者身上客观表现出来的征象,是医生可通过检查发现的,如舌淡红苔薄白,脉弦滑等。通过询问主诉,医生可以了解病情的轻重缓急,病程的长短,确定询问或检查的主次和顺序,大致判断出疾病的病位、病性、类别,而且主诉还是划分现病史和既往史的最主要依据。

医生在询问过程中要善于抓住其中的主要症状,将其部位、性质、程度、持续时间询问清楚,再进行归纳、整理、综合分析,进而判断出主诉。诸如"哪里最不舒服""这次最想解决的问题是什么"的询问,对判断会起到积极作用。

操作规范:

(1)通常主要的症状、体征只允许有1～3个,相对次要的伴随症可在现病史中进行描述。不可强求全面而把无关紧要的症状和体征列入其中。

(2)主诉的记录书写要运用规范的书面语,即医学术语。主诉中只能写症状或体征,而不能用病名、证名代替症状、体征。主诉症状的确切部位、性质、程度等尽可能将其描述清楚,但在表达上要简洁明了,字数通常不超过20个字。不宜使用文学性太强的修辞。

(3)每一主诉都必须有明确的时间,如年、月、日、时、分钟等。一般而言,病史在1年以上者以年为计。1 年以内者精确到月或周,1 个月以内者精确到天。尤其是急诊患者,应精确到小时或分钟。时间的记录应使用阿拉伯数字,不用汉字数字,对于 2 个症状以上的复合主诉,应按其症状发生时间的先后顺序排列,对于慢性病急性发作,除了写明发病的时间外,还要写明加剧时间。

三、现病史

现病史,即目前患者所需治疗的最主要的疾病的病史,包括此疾病从发病之初到本次就诊期间病情演变与诊察治疗的全部过程,就诊时的全部自觉症状。在问诊中,现病史是所要询问的主体部分,包括患者疾病发生、发展、演变的全过程,具体可分为起病情况、病情演变、现在症状等 3 个方面。

(一) 起病情况

医师询问患者的发病情况时,要全面了解患者初次发病的时间、原因或诱因、当时的各种症状表现、有无就诊等内容,若患者发病后有诊疗经历,还需要进一步了解其就诊的地点、诊断依据和结果、治疗手段与效果等内容。

操作规范:

(1) 询问初次发病的时间:按照时间先后顺序,详细询问主诉所述疾病的发生、发展经过,有助于辨别疾病的病性。如起病急、时间短者,多属实证;起病缓,经久不愈者,多属虚证,或为虚实夹杂证。

(2) 询问初次发病的症状:询问患者初次发病的症状与变化。这对医生把握某种疾病发生、发展、变化的整体规律和提高自身诊疗水平都有着重要的作用。患者病情变化是好转还是恶化,有无新病情的出现等,医生可以此了解疾病的发展变化情况,以及机体邪正斗争情况。

(3) 询问疾病各阶段出现的伴随症状:伴随症状即除主要症状之外的兼症,这些伴随症状常可为鉴别诊断提供极大的帮助。各伴随症状出现的时间、特点及与主症之间的关系,对于辨病与辨证都有重要意义。不同的疾病可以出现相同的症状,而仅仅凭借这一个症状却无法明确判断病证,只有将主症与伴随症状进行相互参照,才有可能使辨证辨病有据可依。

(4) 询问发病原因或诱因:许多疾病发作时都有明显的原因或诱因,如气候变化、环境改变、情志过极、饮食失调、跌扑扭挫等。但应注意,有时不同的病因会导致相同的症状,应当明辨,以免误诊、误治。如腹痛,由暴饮暴食而引发者多为饮食停滞,常需消食导滞,因感寒或过食生冷而发者多为寒邪凝滞,常需温中散寒。作为辨证分型的参考,这对辨别疾病的病因、病位有重要的作用。

(5) 询问具体诊疗情况:询问曾到过何医院就诊,做过何种检查,结果如何;有何诊断,诊断依据是什么;经过何种治疗,疗效和反应如何。既往诊治情况可为当前诊断与治疗提供参考。一般可按疾病发生的时间顺序进行询问。如某一阶段出现哪些症状,症状的性质、程度;何时病情好转或加重;何时出现新的病情,病情有无变化规律等。面对患者要考虑到其诊疗经历可能有所不同。如患病后,有的已自行简单治疗处理,有的属于首次就诊,而有的则有多次就诊经历。若患者初次发病时有诊疗经历,医生则要详细了解患者就诊的医疗机构名称、诊查方法和诊断结果及具体治疗方法、应用药物的名称、剂量、疗程、效果和身体反应如何等病史资料。这些情况均应询问了解，以便确定下一步的询问。

（二）病情演变

对于初次发病即来就诊的患者，问清楚其初次发病的情况也就了解了患者的病情演变过程。但是，对于一些久病未愈的患者，其病变过程往往比较复杂，需要结合症状变化、诊疗经过进行询问和总结。

操作规范：

（1）按照时间顺序从发病开始，询问从初次发病到初次就诊时病情发展演变的主要情况，包括症状的改变与增减，症状的性质与程度，呈持续性还是间歇性，哪些因素导致好转或加重，性质有无变化，其变化有无规律性等。

（2）若患者有多次就诊经历，需询问清楚患者历次就诊的医疗机构，诊断的方法和结果，采取的治疗方法，应用药物的名称与剂量、疗程、效果和身体反应等病史资料，以便把握疾病的演变过程。

（3）医生在记录的时候要注意倾听并记录，对比、分析病情演变过程和诊治经过，必要时须进一步询问，避免患者在陈述病史资料的时候出现遗漏或残缺。

（三）现在症状

现在症状简称现在症，是指患者就诊时所感到的所有痛苦和不适以及与病情相关的全身情况。现在症是现病史中的重点内容，不仅可以使医生了解疾病当前的主要矛盾所在，还能全面分析疾病的原因、性质、部位、发展趋势、正邪关系，是临床辨证论治的重要依据。

历代医家对问现在症都很重视，为了便于初学者掌握，张景岳将问现在症的内容总结成"十问篇"（《景岳全书·传忠录》），陈修园又将其略加修改补充："一问寒热二问汗，三问头身四问便，五问饮食六胸腹，七聋八渴俱当辨，九问旧病十问因，再兼服药参机变，妇女尤必问经期，迟速闭崩皆可见，再添片语告儿科，天花麻疹全占验。"（《医学实在易·问证诗》）"十问歌"的内容言简意赅，尤便于初学者记忆，可作为问现在症时参考。

操作规范：

（1）询问主症特征：一般围绕主症的部位、性质、程度和发生时间、持续时间，以及有无明显原因、诱因，症状加剧或缓解的条件等进行询问。几乎每种疾病都有其特定的主要症状，而且同一种病在不同的病理阶段其症状表现特点也各不相同。因此，详细询问主症的特征，对于辨病、辨证均有着重要的意义。

（2）询问伴随症状：伴随症状即除主要症状之外的兼症，常可为鉴别诊断提供极大的帮助。不同的疾病可以出现相同的症状，而仅仅凭借这一个症状却无法明确判断病证，只有将主症与伴随症状进行相互参照，才有可能使辨证辨病有据可依。在问诊中患者所出现的症状都很重要，但是当某一症状按一般规律应出现伴随症状而实际上没有出现时，也应将其记录于现病史中以备进一步观察，这种阴性症状往往具有重要的鉴别诊断意义。如患者咳嗽新作但没有发热恶寒、恶风等情况出现，往往提示表证已罢或非为表证。

（3）询问全身情况：人是一个有机的整体，病理上亦相互影响、相互传变，因此在询问主症与兼证的同时，还应注意了解一些并非病痛所在的全身情况，如饮食、睡眠、出汗、二便等方面。虽然这些未必都是患者的病痛所在，但它们对综合分析病情、判断病证及预后都十分有益。对于大多数的疾病，饮食、睡眠不佳往往会加重病情，反之，提示病情得到改善,或预后较好。

1. 问寒热　是指询问患者有无怕冷或发热的感觉。由于寒热的形成主要取决于病邪的性质与机体阴阳的盛衰,所以,患者的寒热情况,有助于辨别疾病的性质和阴阳的盛衰变化。

临床问寒热的内容主要包括恶寒发热、但寒不热、但热不寒、寒热往来 4 种类型。其中,恶寒发热由于寒热轻重的不同,分为恶寒重发热轻、发热重恶寒轻、发热轻而恶风 3 种;但寒不热,分为新病恶寒与久病畏寒 2 种;但热不寒,根据发热的高低及特点之不同,有壮热、潮热、微热之分;寒热往来,根据发作时间的特点,有定时与无定时之别。

操作规范:

(1) 询问患者寒热的新久、轻重程度、持续时间等,以辨别病属外感还是内伤。

(2) 询问患者怕冷情况,如覆被加衣、近火取暖,其寒冷是否减轻。得温不解者,属恶寒;得温可解者,属畏寒;遇风觉冷,避风可缓者,属恶风。

(3) 询问患者是既有怕冷、又有发热,还是只有怕冷或只有发热。既有怕冷,又有发热,可见于恶寒发热或寒热往来,应进一步询问是同时出现,还是交替出现。恶寒与发热同时出现者,是恶寒发热;恶寒与发热交替出现者,是寒热往来;只有怕冷者,称但寒不热;只有发热者,称但热不寒。

(4) 对恶寒发热患者,应进一步询问是恶寒重,还是发热重;对寒热往来患者,应进一步询问其寒热交替有无定时;对但寒不热患者,应询问其病之新久、时间长短、怕冷的部位;对但热不寒患者,应询问热势的轻重高低、发热是否有定时。

(5) 高热持续不退者,多属壮热;热势不高,长期低热者,属于微热;定时发热,或定时热盛者,称为潮热。对壮热、微热、潮热患者,均应进一步询问各种伴随的兼症。

2. 问汗　汗是由阳气蒸化津液,经玄府达于体表而成。汗出的状况与机体阴津阳气的运行以及感邪的性质密切相关。询问患者汗出异常情况,对判断机体阴阳盛衰和病邪的性质有着重要的意义。

临床问汗内容包括问有汗无汗、特殊汗出、局部汗出。其中,有汗无汗,根据伴见症状的不同,有表里之分;特殊汗出,根据汗出的特点,有自汗、盗汗、绝汗、战汗、黄汗之别;局部汗出,根据部位不同,有头汗、半身汗、手足心汗、心胸汗、阴汗之异。

操作规范:

(1) 询问患者有无汗出,特别是外感性疾病,对于判断病邪性质和卫阳盛衰极为重要。

(2) 询问汗出部位,以区别局部汗出和全身汗出。

(3) 询问全身汗出特点,以区别不同原因引起的各种特殊汗出。

(4) 对表证患者应询问有汗或无汗,以鉴别是属表寒证、表热证、还是表虚证。

(5) 对里证汗出者,还应询问汗出时间。醒时经常汗出,动后尤甚者,为自汗;睡则汗出,醒则汗止,为盗汗。

(6) 询问汗出的多少,对汗出过多的患者,应进一步询问其伴随症状。

(7) 病情危重,出现大汗不止的绝汗时,应询问汗水的性质,判别是冷汗淋漓如水的亡阳之汗,还是汗热而黏如油的亡阴之汗。

(8) 询问汗出时患者有无特殊感觉。患者先恶寒战栗而后汗出者,为战汗;战汗者还应询问战汗后自身感觉,如汗出热退、脉静身凉,提示邪去正复,疾病向愈。若汗出而身热不退、烦躁不安、脉仍急疾,提示邪盛正衰,病情恶化。

(9)询问汗出部位,如头汗、半身汗、心胸汗出,还是外阴及其周围汗出。

(10)询问汗出有无特殊颜色变化,如汗出沾衣,色如黄柏汁,为黄汗。

3. 问疼痛　疼痛是临床最常见的一种自觉症状,可发生于机体的各个部位。由于虚实证候皆可出现疼痛,故问疼痛可了解机体正邪斗争情况以及气血经脉盛衰与通滞的情况。实证疼痛多因感受外邪、气滞血瘀、痰浊凝滞,或食积、虫积、结石等原因阻滞脏腑经络,气血运行不畅所致,即所谓"不通则痛"。虚证疼痛多因阳气亏虚、精血不足、脏腑经脉失养所致,即所谓"不荣则痛"。问疼痛应注意问疼痛的性质、部位、程度、时间以及喜恶等。

操作规范:

(1)询问疼痛新久、程度、持续时间和喜按与否,以区别疼痛的虚实。

(2)询问疼痛的性质,以辨别疼痛的病因与病机。如询问疼痛有无胀感或针刺感,以鉴别胀痛和刺痛;询问疼痛是否伴有冷热感觉和冷热喜恶,以鉴别冷痛和灼痛;询问疼痛是否有酸软、沉重感或刀绞感,以区别酸痛、重痛和绞痛;询问疼痛部位是固定不移,还是走窜不定,以区别走窜痛和固定痛。

(3)询问疼痛的部位,以了解病变所在的脏腑经络。如针对胸痛,询问是否伴有咳喘等兼症,以区别病变在肺还是在心;针对腹痛,应进一步询问腹部的具体部位,以区别不同脏腑病变引起的疼痛(脐以上为大腹,属脾胃;脐以下至耻骨毛际以上为小腹,属膀胱、大小肠及胞宫;小腹两侧为少腹,是足厥阴肝经循行的部位);对于头痛患者,应进一步询问具体疼痛部位,以确定病变所在经络(前额连眉棱骨属阳明经,后头连项属太阳经,头两侧属少阳经,巅顶属厥阴经);对于四肢关节疼痛的痹病患者,应进一步询问其疼痛性质。

4. 问头身胸腹不适　问头身胸腹是指医师通过询问,了解患者头身、胸腹除疼痛以外的其他不适或异常。头为诸阳之会,精明之府,无论外感内伤,皆可引起周身、四肢病证;胸腹部是脏腑之所在,各有其部位所属,根据患者头身、胸腹症状的性质和特点,常可诊察疾病的病位和病性等。

问头身胸腹的内容主要包括头晕、胸闷、心悸、胁胀、脘痞、腹胀、身重、身痒、麻木、拘挛、乏力,以及恶心、神疲、心烦、胆怯等不适症状。这些不适或异常往往只有患者自己才能感觉到、表述出来,是患者的自觉症状,有着重要的诊断价值。临床可按照从头至足的顺序,逐一询问有无头身胸腹不适症状及症状持续时间长短、有无明显诱因、表现特点、主要兼症等。

操作规范:

(1)询问头部不适:头晕、头重、头胀、头麻等不适的诱因、加重和缓解的因素,结合患者的神志状况、伴随症状等来做进一步的了解。

(2)询问胸部不适:要注意询问胸闷、心悸、气喘等其不适的部位和兼症,这对了解疾病的病位、病性有很重要的作用。

(3)问腹部不适:询问各种腹部不适的时候,要注意了解导致腹部脘痞、嘈杂、腹胀、吞酸、恶心等不适的诱因,加重和缓解的因素,不适的部位和各种兼症,问诊时往往需要结合按诊。女性患者还要注意询问经带胎产方面的情况。

（4）询问腰部不适：询问时要注意了解腰酸、腰冷重症状的具体性质与特点。腰部酸楚不适，绵绵不已，或虽有腰部轻度疼痛，但以酸楚不适感为主者，均称为腰酸。腰部感觉沉重发凉的症状称为腰冷重。

（5）询问周身不适：常见的有身重、疲乏等。周身不适可见于外邪侵袭、经气不利，也可见于正虚失养、经脉不荣。要注意询问不适症状的诱因、兼症和加重与缓解的因素。

5. 问耳目　询问耳目情况，不仅可了解耳目局部有无病变，并且可帮助诊断全身病理变化，以及肝、胆、肾、三焦和其他脏腑的病变。临床听觉异常的症状，根据轻重程度不同分为耳鸣、耳聋、重听等。眼目的常见症状有目痒、目痛、目眩、目昏、雀盲、歧视等。

操作规范：

（1）询问患者耳目的异常，临床上应注意其特点、新久、轻重程度、持续时间、可否缓解及兼症等，以作辨证的依据。

（2）对耳部异常患者，首先应询问听觉异常的轻重程度。自觉耳内鸣响，妨碍听觉的为耳鸣；不同程度的听力减退，甚至听觉丧失的为耳聋；听力减退，听音不清，声音重复的为重听。对耳鸣、耳聋、重听患者，应进一步询问其是突然发生还是逐渐形成，以辨实虚。对耳鸣患者，应询问其声音的大小，按之能否减轻，有助于鉴别耳鸣的虚实。

（3）对目痒、目痛患者，应询问微甚的程度，以辨虚实。对目眩患者，应进一步询问各种伴随的兼症，以辨虚实。对视力有不同程度减退的患者，应询问其特点。若视物昏暗不明，称为目昏；白昼视力正常，每至黄昏视物不清，称雀盲；视一物成两物而不清，谓之歧视。

6. 问睡眠　通过询问睡眠时间的长短、入睡难易、有无多梦等情况，可了解机体阴阳气血的盛衰、脏腑功能的强弱。临床常见的睡眠异常有失眠、嗜睡。其中，失眠有不易入睡、睡后易醒、睡眠易惊、彻夜不眠4种临床表现，且常并见多梦。嗜睡特点为神疲困倦，睡意很浓，经常不自主地入睡。

操作规范：

（1）询问患者睡眠是否失常，注意了解其特点及相兼症，以便进行准确的辨证。

（2）对睡眠异常患者，应询问是睡眠不佳还是睡意很浓，以判断是失眠还是嗜睡。

（3）对失眠患者，首先应询问失眠的特点，是不易入睡，还是睡后易醒，或是睡眠时时惊醒，甚或是彻夜不眠，以进行初步辨证。还应进一步询问其各种伴随兼症，做出明确辨证。

（4）对嗜睡患者，应询问嗜睡是否有时间特点，是饭后神疲困倦易睡，还是整日睡意蒙眬，精神疲惫，及其各种伴随兼症。嗜睡患者还应询问是否呼之则应，神志清醒。若呼之则醒，神志清醒，为嗜睡；呼之不醒，醒亦神志不清，为昏迷。

7. 问饮食口味　询问饮水、进食、口味等方面的情况，可了解体内津液的盈亏与输布是否正常，脾胃及有关脏腑功能的盛衰变化。临床问饮食口味主要包括口渴与饮水、食欲与食量、口味3个方面。其中，口渴与饮水异常有口不渴、渴不多饮、口渴多饮之分，食欲与食量异常有食欲减退、厌食、消谷善饥、饥不欲食、偏嗜食物之别，口味异常有口淡、口苦、口甜、口酸、口涩、口咸、口黏腻之分。

操作规范：

（1）询问患者饮食口味应注意了解有无口渴、饮水多少、喜冷喜热，有无食欲、食量多少、对食物的喜恶、口中有无异常味觉和气味等,借以判断疾病的寒热虚实、津液损伤与否、胃气的盛衰变化等。

(2)口渴与饮水方面,首先应询问患者是否口渴,口渴是否喜饮,以鉴别津液是否受伤。对口渴欲饮患者,应进一步询问喜热饮还是喜冷饮,以辨疾病的性质;对渴不欲饮患者,可询问其兼症,以助确定具体的病机;对渴饮而呕患者,应询问渴饮与呕吐出现的先后顺序,是渴而欲饮,饮后即吐;还是先呕吐后渴欲饮水。

(3)食欲与食量方面,首先应询问有无减退或增强。若食欲减退,称为纳呆;若食欲过于旺盛,食后易于饥饿,称为多食易饥;无论食欲减退或增强,均应询问其是逐渐出现的还是骤然出现的,以别胃气之来复与败绝。

(4)询问有无厌食、有无偏食以及嗜食异物等。

(5)口味异常方面,应询问口中异常的味觉或气味。

8. 问大便 大便的形成,不仅与肠道的排便功能直接相关,而且与胃的腐熟、脾的运化、肝的疏泄、肾的温煦、肺的肃降等都有密切的关系。故询问患者大便状况,对于判断相关脏腑功能的正常与否,有着极为重要的意义。大便异常有便次异常、便质异常、排便感异常 3 种情况。其中,大便便次异常根据大便次数和便质有便秘和泄泻之别;便质异常有完谷不化、溏结不调、脓血便的不同;排便感异常有肛门灼热、里急后重、排便不爽、滑泻失禁、肛门气坠之分。

操作规范:

(1)问大便时应注意询问大便的性状、颜色、时间、排便次数、排便时的感觉等,用以判断脏腑的功能变化,诊断疾病的寒热虚实。

(2)询问大便异常。大便燥结不通,排便困难不畅,为便秘;便次增多,或便质稀薄,为泄泻。对便秘患者,应询问兼症,以区别寒热虚实;对泄泻患者,应进一步询问,是新病还是久病。新病泻急者多实,病久缓泻者多虚。询问泄泻的时间,有助于诊断,如黎明前腹痛腹泻,泻后则安,称为"五更泻"。询问大便的性状,有助于对泄泻性质的判断。或泻下大便稀溏如鸭粪,或泻下清稀如水,或泻下较多未消化食物即完谷不化,或泻下脓血黏液,性状不同,病机各异。

(3)对便血患者,应进一步询问便血出现先后。先便后血,则为远血;先血后便,则为近血。

(4)询问排便时肛门或腹部有无特殊异常感受。腹痛窘迫,时时欲便,肛门重坠,便出不爽,称为里急后重;大便不能控制,滑出失禁者,称为滑泄失禁;肛门有下坠之感,称肛门重坠。

9. 问小便 询问患者小便情况,可以了解机体水液代谢正常与否,并借以判断肺、脾、肾等脏腑功能。小便异常有尿量异常、尿次异常、尿色质异常、排尿感异常等情况。其中,尿量异常可见尿量增多或尿量减少;尿次异常可见小便频数或癃闭等;尿色质异常可见小便清长、小便短黄、尿中带血、小便混浊、尿中有砂石;排尿感异常可见小便涩痛、余沥不尽、小便失禁、遗尿。

操作规范:

(1)问小便时应注意询问小便的颜色、气味、量的多少、小便次数、排尿时的感觉等,用以判断疾病的寒热虚实、津液损伤与否、脏腑的功能变化等。

（2）询问排尿次数增多还是减少。排尿次数增多，时欲小便者，为尿频；小便减少，排尿困难者，为癃闭。其中，小便不畅，点滴而出为癃；小便不通，点滴不出为闭。对小便频数患者，应进一步询问其小便颜色、有无涩痛、尿频的时间等，以辨寒热虚实、新病久病。

（3）询问排尿时的有无特殊异常感觉。小便后点滴不尽，为尿后余沥；小便不能随意控制而自遗为小便失禁；睡眠中小便自行排出为遗尿。

10. 问经带　妇女月经、带下的异常，不仅是妇科常见疾病，也是全身病理变化的反映。因此，对女性患者即使是一般疾病也应询问月经、带下情况，作为诊断妇科或其他疾病的依据。其中，月经异常有经期异常、经量异常、经色经质异常、痛经等表现。带下异常主要有白带、黄带、赤白带之分。

操作规范：

（1）临床问月经应注意了解月经的周期，行经的天数，月经的量、色、质，有无闭经或行经腹痛等表现，必要时可询问末次月经日期，以及初潮或绝经年龄。对带下异常患者应注意了解量的多少、色、质和气味等。根据经带的情况，可借以判断机体的阴阳盛衰、疾病的寒热虚实、脏腑的功能变化等。

（2）询问月经周期是提前还是错后。月经周期经常提前八九天以上，为月经先期；月经周期经常错后八九天以上，为月经后期；月经或先或后，经期不定，为经期错乱或月经先后不定期。

（3）询问经量的多少。周期基本正常者，月经量较以往明显增多，为月经过多；月经量较以往明显减少，为月经过少。对阴道出血量多的患者，应进一步询问是否在行经期间内。不在行经期间，阴道内大量出血，或持续下血，淋漓不止者，为崩漏。其中来势急，出血量多的称崩，或崩中；来势缓，出血量少的称漏，或漏下。

（4）询问经血的色、质。经色深红质稠、经色淡红质稀，还是经色暗红夹有血块。

（5）对痛经患者，应询问疼痛性质和出现时间。是否胀痛，或刺痛，或冷痛遇温则减，或热痛遇凉则减，或隐痛。此外，还须询问疼痛发生在经前，或经期，经后。

（6）对带下异常的患者，应询问带下量的多少，色质和气味等。如白带量多，质稀如涕，或黄带质黏臭秽，或白带中混有血液等。

11. 问男子　主要就男性独有的生理特点进行询问，以了解男性特有的生理功能有无发生异常情况，常见的男性生理异常主要有阳痿、遗精、早泄等。男性的生理特点决定了男性具有某些独特的生理功能，当这些生理功能发生异常时，患者多对医生难以启齿，表达含糊不清。医生在询问患者生理功能异常时，要注意对患者的保护，同时要注意对患者所描述的症状进行核实、确认，避免误解产生。询问时，应注意有无阴茎勃起、泄精等方面的异常情况。

操作规范：

（1）男子阳痿、早泄、遗精为男性专科症状，均有虚实之分。医生应注意询问有无阴茎勃起及排泄精液等方面的异常情况。患者阴茎不能勃起，或勃起不坚，或坚而不能持久，不能进行性生活，称之为阳痿，是性功能低下的表现。患者性生活不足 1 分钟，甚至更早便发生射精，不能进行正常性生活，称之为早泄。患者不性交而精液遗泄，称之为遗精。其中，梦中性交而遗精者，称之为"梦遗"；清醒时精液流出者，称之为"滑精"。成年未婚男子，或婚后夫妻分居者，每月遗精 1～2 次，为精满自溢，属于生理现象。

（2）医生在询问时还应根据其主症特征，以及其他症状表现，如情绪状况、寒热表现、乏力与否、有无腰膝酸痛、饮食二便情况，结合面色、舌脉表现等判断其病机。

四、既往史

既往史即患者既往的健康状况、所患疾病的情况。患者平素健康状况，可能与其现患疾病有一定的关系，故对分析判断现发疾病的病情具有重要的参考价值。对判断病因、病性、病势、正邪关系和确立相应的治则有着重要意义。如素体虚弱，现患疾病多为虚证或虚实夹杂证；素体阴虚，易感温燥之邪，多为热证；素体阳虚，易感寒湿之邪，多为寒证，或寒湿病证。

操作规范：

（1）询问既往健康状况，以了解正气强弱，从而帮助对疾病性质的判断。如素体健壮者，患病多为实证；素体虚弱者，患病多为虚证或虚实夹杂证；素体阴虚者，易感温燥等阳邪，多为热证；素体阳虚者，易感寒湿等阴邪，多为寒证或寒湿证。

（2）询问既往患病情况以及过敏史、手术史，以判断患者体质情况，从而把握现有症状。如哮病，症状虽消失，但宿根尚在，常因诱发因素而旧病复发，故病史对现有症状可有一个明确的解释。

（3）对于小儿尤其要询问预防接种、传染病和传染病接触史。通过询问可对当前症状做相关的判断。如患过麻疹、顿咳或接受过预防接种的患儿，可获终身免疫力，可排除此类疾病。

五、个人生活史

个人生活史包括患者的生活经历、精神情绪、饮食嗜好、劳逸起居、工作情况等。在询问、记录个人生活史的时候，应注意按照时间顺序平铺直叙，不宜前后倒置。询问患者的出生地、居住地及经历地，应注意某些地方病或传染病的流行区域，以便判断所患疾病是否与此相关。

人的精神情志变化，对某些疾病的发展与变化亦有一定影响。因此，了解患者的性格特征，当前精神情志状况及其与疾病的关系等，有助于对疾病的诊断，并可提示医生对因精神情志刺激所导致的疾病，在药物治疗的同时，辅以思想上的开导，将有助于治疗。

饮食嗜好不良及生活起居不当，对身体健康影响很大，甚至引起疾病。通过了解饮食嗜好，生活起居情况，对分析判断病情有一定的意义。

新生儿（出生后至1个月）的疾病多与先天因素或分娩情况有关，故应着重询问妊娠期及产育期母亲的营养健康状况，有何疾病，曾服何药，分娩时是否难产、早产等，以了解小儿的先天情况。

婴幼儿（1个月至3周岁）发育较快，需要充足的营养，但其脾胃功能较弱，如喂养不当，易患营养不良、腹泻、"五软""五迟"等病。故患病婴幼儿应重点询问喂养方法以及坐、爬、立、走、出牙、学语的迟早等情况，从而了解小儿的营养状况和生长发育情况。

操作规范：

（1）询问患者生活经历：包括出生地、居住地及经历地，尤其注意某些地方病或传染病的流行区域，以判断所患疾病是否与此相关。

（2）询问精神情志状况：了解患者性格特点，不仅可帮助分析当前疾病情况，还可提示医生对因精神情志刺激所导致的疾病,在药物治疗的同时,可辅以思想并导。

(3) 询问饮食起居:了解患者生活习惯,可对当前病情分析做一定提示。如素嗜肥甘厚味者,多病痰湿;偏嗜辛香燥辣者,易患热证;素嗜生冷者,易患寒证;好逸恶劳,脾失健运,易生痰湿;劳倦太过,耗伤真元,易患诸虚劳损。

(4) 询问小儿出生前后情况:包括妊娠期及产育期母亲的营养健康状况,有何疾病,曾服何药,分娩时是否难产、早产等,以了解小儿的先天情况。还包括小儿的喂养方法以及坐、爬、立、走、出牙、学语的迟早等情况,以了解小儿的营养状况和生长发育情况。

六、婚育史

首先应询问是否结婚,若已婚还应当询问结婚年龄、配偶健康状况、生育情况。此外,女性患者还应询问经、带、胎、产的情况。

操作规范:

(1) 询问月经方面的初潮年龄、月经周期、行经天数以及行经感觉、经量色质、闭经年龄,带下的色、量、质、味。

(2) 询问育龄妇女妊娠分娩情况,如妊娠次数,生产胎数,有无流产、早产等。

(3) 特定的记录格式,如女性月经时间须按照"初潮年龄、行经期(天)/月经周期(天)、闭经年龄或末次月经时间"的格式来记录。

七、过敏史

过敏史是指患者有无对药物、食物或其他物品过敏的经历,这对判断本次发病的原因、指导治疗和护理都有重要的意义。

操作规范:

(1) 如有过敏经历则应对致敏物质的名称、过敏症状进行详细询问,并应根据事实情况逐一准确记录。

(2) 若无过敏经历,亦不可在本栏目内简单地填写一个"无"字,应完整地表述为"未发现药物、食物或其他物品过敏史"或"否认对药物、食物或其他物品过敏"。

八、家族史

家族史,是指患者直系家属或者与患者本人生活有密切关系的亲友,包括父母、兄弟姐妹、伴侣、子女等的健康和患病情况,是否患有传染性疾病或遗传性疾病。在记录家族史时,应具体记录家族中主要成员的健康状况,若有已经去世的直系亲属,必要时应注意询问死亡原因,注明是自然死亡还是因其他原因死亡。询问家族史,是由于遗传性疾病与血缘关系密切。家族中无论有无传染性疾病或遗传性疾病病史,均应当据实记录;有些传染性疾病,与生活密切接触有关。因而询问家族病史,对诊断现患疾病有一定的意义。

操作规范:

(1) 询问家族中有无传染性疾病,以排除当前患此类疾病的可能。如肺痨的发生,与生活密切接触有关。

(2) 询问家族中有无遗传性疾病,如消渴病等,与家族遗传有一定的关系。

(3) 对于怀疑有性病的患者,应询问配偶的健康情况,以帮助疾病的判断。

第三节 问诊的技能训练

一、问诊方法训练

(一) 实训目的

建立常规的问诊意识,熟悉问诊流程。

(二) 实训方法

参加实训的学生自由组合,每组 2 人,相互按照"十问歌"顺序问诊,并填写训练记录表(表 3 - 1)。

表 3 - 1 训 练 记 录 表

		症 状	辨 证
项 目	寒 热		
	汗		
	头 身		
	二 便		
	饮 食		
	胸 腹		
	耳		
	口 渴		
	旧 病		
	曾用药		
	月 经		

二、典型案例分析

1. 示例

案例:陈某,男,32 岁,某县城清洁工人,门诊就诊。患者所陈述内容:"3 个月前开始发热,体温持续 38℃左右,在本地医院当作'无名热'住院治疗 1 月余后加重。乏力,胸部闷而不舒,无饥饿感,渴不欲饮,被家人勉强喂水喝,但不多。大小便基本正常,别人眼中这一段时间脸色偏黄。"

(1)应有的问诊思路

1)主诉:患者目前最不舒服的症状是什么,要解决什么问题,有多久了,以前有没有这样症状。

2)问现病史:最早这种情况是什么时候产生的?都有哪些症状?采取过哪些诊查和治疗措施?结果如何?起初的症状经过治疗产生了哪些变化及其实践顺序如何?这一次

是如何起病的？发热的时候有无恶寒？发热有无时间规律？有什么伴随症状？除了发热以外还有哪些不适？有无头痛、出汗、咳嗽、咳痰等？

3) 问现在症：目前症状有哪些？有何特点？

4) 问既往史：以前得过什么病？身体情况怎么样？是否接触过类似症状的患者？

（2）书面记录

主诉：发热3个月。

现病史：3个月前患者无明显诱因出现发热，体温持续38℃，赴当地医院就诊，诊断为"无名热"，经治无效出院，具体治疗方案不详，出院后患者仍持续发热。刻诊：患者发热，午后尤甚。自觉头身困重，胸闷神疲，食欲不振，渴不多饮，二便可。

2. 训练题

案例1：

患儿，3岁，患者母亲陈述：5天前小孩出现发热，咳嗽，有痰，鼻塞，呕吐胃内容物1次，期间多次到当地县医院门诊治疗过，用过抗生素等药物，症状未见改善。心急，希望能住院治疗。现在患儿精神疲倦，发热，咳嗽，有痰。患儿平时身体健康，无水痘、麻疹、结核、肝炎等病史。无药物过敏史。

【答案】

主诉：发热、咳嗽5天。

现病史：患儿5天前出现发热、咳嗽、有痰、鼻塞、呕吐胃内容物1次，期间多次到当地县医院门诊治疗，给予抗生素等药物治疗，症状未见改善。刻诊：精神疲倦、发热、咳嗽、有痰。

案例2：

某女，30岁，教师。3年来一直间断出现胃痛，饥饿的情况下加重，在当地医院诊断为"十二指肠溃疡"，平时经常反酸。1天前因吃冷饮后出现明显胃痛，1天期间呕吐达四五次，呕吐物都是清水，回家后饮热水稍有缓解。目前胃部疼痛不适，时有恶心，希望进一步检查治疗，其余症状尚可。

【答案】

主诉：间断性胃痛3年，加重1天。

现病史：患者3年来间断性胃痛，饥饿情况下加重，在当地医院诊断为"十二指肠溃疡"。平时经常反酸，1天前吃冷饮后出现明显胃病，呕吐清水4～5次。饮热水后缓解。刻诊：患者胃部疼痛不适，时有恶心。其余症状尚可。

［附］

问诊实训记录

姓名_____ 年级_____ 班级_____ 学号_____

一、问诊模拟训练

姓名：_____ 性别：_____ 年龄：_____ 职业：_____ 日期：_____

主诉：_____

现病史：_____

_____

_____

既往史：_____

_____

二、问诊思路训练

从"训练题"中任选 1 题，参照"示例"的思路回答下述问题：

1. 请列出上述案例应有的问诊思路。

2. 请将上述案例转换为规范的书面病历。

姓名：_____ 性别：_____ 年龄：_____ 职业：_____ 日期：_____

主诉：_____

现病史：_____

_____

_____

既往史：_____

_____

问诊临床技能实训思考题

（1）试归纳总结问诊时需要注意的问题？

（2）试述问诊的具体方法。

（3）请谈谈你对问诊与其他诊法的理解。

第四章　闻诊临床技能实训

【实训的目的与要求】

（1）掌握正常声音的特点。

（2）掌握声重、声音嘶哑、失音等异常声响的特征及临床意义。

（3）掌握谵语、郑声、狂言、独语、错语、言謇等病态语言的特点及临床意义。

（4）掌握哮、喘、短气、少气的特点及临床意义。

（5）掌握哮与喘的区别和联系。

（6）掌握不同咳声的特点及临床意义。

第一节　闻诊概述

一、闻诊原理

闻诊是医生通过听觉和嗅觉，了解由病体发出的各种异常声音和气味，以诊察病情的方法，包括听声音和嗅气味两方面的内容。听声音包括听患者的语声、语言、呼吸、咳嗽、呕吐、呃逆、嗳气、太息、鼻鼾、喷嚏、肠鸣等各种声响。

二、闻诊的目的和意义

人体声音和气味的产生，与脏腑的生理功能和病理变化密切联系，因此，声音和气味的异常改变可以反映脏腑的病理变化，为辨证、诊病提供依据。

三、闻诊的注意事项

（1）应保证自身的听觉和嗅觉正常。

（2）操作应在安静、整洁、空气流通的诊室中进行。

（3）医生在闻诊或体格检查时，应仔细听辨声音和气味有无异常。

第二节　闻诊的内容

一、听辨语声

(一) 实训内容

（1）正常声音的特征。

（2）声音重浊、声音嘶哑、失音等异常声响的特征。

（3）结合病案分析，辨别声音重浊、声音嘶哑等异常声响的临床意义。

(二) 实训操作

（1）听辨语声要与患者保持适当的距离。

（2）在与患者的对话交流中，注意听辨语声的有无，语调的高低、强弱、清浊，以及有无呻吟、惊呼等异常声音。语声的高低清浊提示的一般规律是：语声高亢洪亮有力，声音连续者，多为阳证、实证、热证；语声低微细弱，声音断续者，多为阴证，虚证、寒证。

（3）听辨语声，要考虑性别、年龄、情绪等因素的影响。

（4）3 岁以下的婴幼儿可根据哭声加以判断。

(三) 学生示教

选择一名健康同学，请被培训的学生和其交流，写出正常声音的特点。

正常声音的特点：＿＿＿＿＿＿＿＿＿＿＿＿＿＿＿＿＿＿＿＿＿＿＿＿＿。

(四) 实训练习

案例 1：

王某，女，52 岁。患者 5 天前因外出淋雨受凉，出现喷嚏，流清涕，全身酸痛，自服维 C 银翘片后症状无缓解。刻诊：鼻流清涕，说话声音重浊，微咳，晨起少量白痰，全身酸痛，纳少，舌苔薄白，脉浮紧。

【问题】

患者为什么出现声音重浊？

【答案】

根据患者发病的原因及出现的症状，可知患者属风寒表证，风寒之邪侵袭，肺失宣降，鼻窍不利，故出现声音重浊。维 C 银翘片适于风热表证。

案例 2：

吴某，女，38 岁。患者 3 天前出现头晕，喷嚏，流浊涕，咽痛，自服感冒清热冲剂后未见明显好转，遂求中医诊治。刻诊：发热，神疲，头晕，咽痛，声音嘶哑，咳嗽，舌尖红，脉浮数。

【问题】

患者服用感冒清热冲剂治疗，症状能改善吗？为什么？在发病过程中导致声音嘶哑的原因是什么？

【答案】

患者 3 天前出现喷嚏、流浊涕、咽痛，可知风热之邪侵犯肌表，而"感冒清热冲剂"主要针对风寒表证，由于选择药物不正确，所以服药后症状不能明显改善。在发病过程中出现声音嘶哑，主要是由于风热之邪侵袭，邪阻息道，肺失清肃所致。

案例 3：

何某，女，65 岁。患者因吞咽困难 10 天就诊。刻诊：精神不振，声音嘶哑，语音模糊不清，吞咽困难，干咳，两颧潮红，口燥咽干，舌红，少苔少津，脉细数。鼻喉纤维镜检查示声带充血，未见肿物。

【问题】

何谓"金实不鸣"？何谓"金破不鸣"？该患者声音嘶哑属于哪一种情况？

【答案】

新病音哑或失音者，多属实证，多因外感风寒或风热，或痰浊壅滞，以致肺气不宣，清肃失职，即所谓"金实不鸣"。久病音哑或失音者，多属虚证，多因精气内伤，肺肾阴虚，虚火灼肺，以致肺津枯竭，声音困难，即所谓"金破不鸣"。依据该患者的临床表现，判断属于肺阴虚证。咽喉为肺的门户，肺阴虚，咽喉失于滋养，故出现声音嘶哑。因此，该患者的声音嘶哑属于"金破不鸣"。

二、听辨语言

（一）实训内容

（1）正常语言的特征。

（2）谵语、郑声、狂言、独语、错语、言謇等病态语言的特征。

（3）结合病案分析，辨别谵语、狂言等病态语言的临床意义。

（二）实训操作

（1）注意听辨患者的言辞表达与应答能力有无异常，是否有逻辑性等。

（2）注意听辨声音的高低，是声高有力还是低弱模糊。

（3）注意听辨语言的多寡，是连续多言还是断续懒言。

（4）讲话时吐词是否清晰流利。

（三）学生示教

选择一名健康同学，请被培训的同学与其交流并写出正常语言的特点。

正常语言的特点：_____。

（四）实训练习

案例 1：

周某，男，10 岁。患者因发热 5 天就诊。刻诊：高热，体温 39.1℃，神昏，不省人事，语无伦次，声音高亢有力，满面通红，颈项强硬，四肢抽搐，牙关紧闭，烦躁不安，大便 4 天未解，小便黄，舌红苔黄，脉弦数。

【问题】

该患者语言的异常属于谵语还是郑声？

【答案】

谵语和郑声都是在神识不清时发出的语言,谵语的特点为语无伦次,声高有力;而郑声的特点为语言重复,声音低微,时断时续。根据患者的表现,判断属于谵语。

案例2:

李某,男,23岁。患者患精神分裂症8年,长期服用氯丙嗪(冬眠灵),病情仍反复发作。此次因受刺激,再次发作,狂躁不安,打人毁物,手舞足蹈,喜笑不休,彻夜不眠,舌红,苔黄腻,脉滑数。

【问题】

该患者患了中医何种疾病?可能的语言特点是什么?

【答案】

依据患者的临床表现,判断该患者患了痰热互结导致的狂病。言为心声,痰热互结,内扰心神,狂病患者可出现语无伦次、狂叫骂詈的狂言症状。

三、听辨异常呼吸

(一)实训内容

(1)正常呼吸的特征。

(2)哮、喘、短气、少气等异常呼吸的特征。

(3)通过病案分析,辨别哮、喘等异常呼吸的临床意义。

(二)实训操作

(1)听辨呼吸的快慢、是否均匀通畅。注意有无呼吸急促困难或动则喘甚,气短不相接续等。

(2)听辨气息的强弱粗细、呼吸音的清浊。注意有无息粗声高或息微声低等。

(3)听辨喉间是否有痰鸣音,甚至张口抬肩,端坐呼吸的现象。

(三)学生示教

选择一名健康同学,请被培训的同学仔细听辨,写出正常呼吸的特点。

正常呼吸的特点:_____。

(四)实训练习

案例1:

梁某,男,8岁。患者自幼有支气管哮喘病史,每次发作予抗生素、氨茶碱等,病情能够控制,此次发病1周,服用上述药物无效遂就诊于中医。刻诊:咳嗽,咯白痰,喉中鸣响,呼吸急促,张口抬肩,唇、指紫暗,舌质紫暗,脉滑。

【问题】

(1)该患者所患疾病属于哮还是喘?为什么?

(2)该病发病的病机是什么?

【答案】

(1)哮以喉间哮鸣声为特征,喘以气息急促,呼吸困难为主,哮必兼喘,该患者除了呼吸急促、张口抬肩等喘的表现外,还表现为喉中鸣响,说明该患者所患疾病属于哮病。

（2）患者自幼有支气管哮喘病史，又出现唇、指紫暗，舌质紫暗，提示久患者络，瘀血阻滞；咯白痰，喉中哮鸣，脉滑提示有痰邪。综合分析，痰瘀互结，气道不利，引发哮病。

案例2：

张某，男，73岁。患者抽烟四十余年，咳喘反复发作十余年，曾多次住院治疗，经胸部X线片、肺功能等检查，诊断为"慢性支气管炎、阻塞性肺气肿"。咳喘严重时，经抗感染、解痉平喘等对症治疗，病情虽可控制，但极易感冒，每次感冒诱发咳喘发作，尤以冬季发作较为频繁。现在天气渐冷，为预防发作，特请中医调理。刻诊：咳嗽，咳声低弱，喘息，轻微活动则喘甚，睡觉不能平卧，胸闷，自汗畏风，腰膝酸软，咳嗽严重时小便失禁，舌质淡，脉沉细。

【问题】

（1）该患者属于实喘还是虚喘？判断依据是什么？

（2）实喘和虚喘如何鉴别？

【答案】

（1）从病史和症状判断该患者属于虚喘。该患者发病十余年，病程较长，一般久病多虚；患者咳声低弱，自汗畏风，提示肺气虚，腰膝酸软；咳嗽严重时小便失禁，提示肾气虚，肺肾两脏虚损，肺不主气，肾不纳气，故出现喘息，动则耗气，轻微活动则喘甚。

（2）发作急骤，气粗声高，以呼出为快，脉象有力者为实喘；发作徐缓，气怯声低，动则加剧，以深吸为快，脉象微弱者为虚喘。实喘多因外邪袭肺或痰饮停肺，肺失肃降，肺气上逆所致；虚喘多因肺肾亏虚，摄纳无权，气虚上浮所致。

四、听辨咳嗽

（一）实训内容

（1）常见咳嗽声，如干咳声、肺虚咳声、痰浊咳声等的特征。

（2）结合病案分析，辨别各种咳声的临床意义。

（二）实训操作

（1）对咳嗽患者，要注意听辨咳声的强弱、高低，咳声有力或无力，咳声重浊或清脆，以及痰的色、质、量的变化。

（2）注意咳嗽是偶咳还是连续阵咳，阵咳后是否伴有吸气怪声，咳声是否如犬吠，是否伴有声音嘶哑、吸气困难等特征。

（3）必要时可借助听诊器听取肺部呼吸音，判断有无干、湿性啰音及其他异常。

（三）实训练习

案例1：

王某，男，6岁。患者3天前因感受寒邪，出现恶寒，低热，体温37.6℃，全身疼痛不适，鼻塞，流清涕，咽痒，咳嗽，咯少量清稀白痰，苔白，脉浮紧。

【问题】

（1）该患者可能出现哪种咳声？为什么？

（2）引起咳嗽的常见原因有哪些？

【答案】

(1) 因患者外感风寒之邪,风寒犯肺,肺失肃降,则出现咳声重浊。

(2) 咳嗽的病因归纳起来,有2个方面:① 外感六淫之邪,从口鼻或皮毛而入,导致肺失肃降,肺气上逆而咳。外感咳嗽,以风邪夹寒者居多。正如张景岳所说,"六气皆令人咳,风寒为主"。② 脏腑功能失调,内伤及肺,肺失肃降,肺气上逆而咳。如肝火犯肺、脾失健运、痰浊内生,上干于肺,阻塞气道,或多种疾病导致肺气虚弱,都可引起肺肃降无权而上逆为咳。

案例2:

李某,男,68岁。患者慢性支气管炎病史20年,每年冬天易反复发作。6天前外出感寒,出现咳嗽,咯白痰,自服阿莫西林、甘草片等后咳嗽未见减轻。现咳嗽,咯痰色白量多,易咯出,胸闷,大小便正常,舌苔厚,脉滑。检查:右侧中下肺可闻及少许湿啰音。

【问题】

患者为何出现咳嗽?可能听到何种咳声?

【答案】

根据患者出现咳嗽,咯痰色白量多,易咯出,舌苔厚,脉滑等症状,判断其属于痰湿阻肺,肺失宣降,肺气上逆而引发咳嗽。因为痰湿阻肺,可能听到咳声重浊。

第三节　闻诊的技能训练

一、重点难点

(1) 声音嘶哑与失音发病的病因病机。

(2) 谵语和郑声的临床表现和病因病机。

(3) 哮与喘的鉴别;实喘与虚喘的鉴别。

(4) 通过咳嗽声音的变化判断发病的病因与病机。

二、实训小结

(1) 听辨语声主要听辨患者有无声重、声音嘶哑、失音等异常声响,掌握常见异常声响的特征及临床意义(表4-1)。

表4-1　常见异常语声及临床意义

类　　型	临床意义
语声重浊	外感风寒或痰湿阻滞
声音嘶哑和失音	新病:外感风寒或风热,或痰浊壅滞 久病:肺肾阴虚
呻吟	疼痛或胀满
惊呼	剧痛或惊恐

（2）听辨语言主要听辨患者的言辞表达与应答能力有无异常，吐词是否清晰流利等。常见病态语言主要有谵语、郑声、狂言、独语、错语、言謇等，应掌握其临床表现和临床意义（表4-2）。

表4-2　常见病态语言及临床意义

语言	特　　点	临　床　意　义
谵语	神识不清，语无伦次，声高有力	热扰心神
郑声	神识不清，语言重复，声低无力，时断时续	心气大伤，精神散乱
独声	自言自语，喃喃无休，见人语止、首尾不续	心气不足，神失所养或气郁阻碍心神
错语	语言错乱，语后知错，不能自主	心气不足，神失所养或痰浊、瘀血、气郁阻碍心神
狂言	精神错乱，语无伦次，狂躁妄言	痰火扰心
语謇	神清，但语言不流利，吐词不清或困难	风痰阻络

（3）听辨呼吸包括听辨呼吸的快慢、气息的强弱粗细、呼吸音的清浊等。常见病态呼吸主要有喘、哮、气短、少气等，应掌握其临床表现和临床意义（表4-3）。

表4-3　常见异常呼吸及临床意义

异常呼吸	特　　点	临　床　意　义
喘	呼吸困难，短促急迫，甚则鼻翼扇动，张口肩，难以平卧	实喘：风寒袭肺或痰热壅肺 虚喘：肺肾亏虚，摄纳无权
哮	呼吸喘促而喉间有哮鸣声	宿痰内伏，复感外邪或久居寒湿之地诱发，或过食酸咸生腥诱发
气短	呼吸气急而短促，气短不足以息，数而不相接续，似喘而不抬肩，喉中无痰鸣音	实证：痰饮、气滞 虚证：肺气不足或元气大虚
少气	呼吸微弱，气少不足以息，声低不足以听，言语无力	久病体虚或肺肾气虚

（4）咳嗽是临床常见的症状，对于咳嗽患者，应仔细辨听咳声，结合痰的色、质、量变化，判断其临床意义（表4-4）。

表4-4　常见咳声及临床意义

常　见　咳　声	伴　随　症　状	临　床　意　义
咳声重浊	痰清色白，鼻塞不通	外感风寒
咳声不扬	痰稠色黄	肺热
干咳	无痰，或痰少难咯	燥邪犯肺，或肺阴亏虚
咳声低微无力	气短而喘	肺气亏虚
咳声沉闷	痰多易咯	痰浊阻肺
阵发性，连声不断	咳止时常有鸡鸣样回声	见于顿咳（百日咳），多因风邪与痰热搏结所致
咳如犬吠	声音嘶哑，呼吸困难，喉中有白膜生长，擦破流血，随之复生	见于白喉，多因肺肾阴虚，火毒攻喉所致

闻诊临床技能实训思考题

（1）导致声音嘶哑和失音的常见实证和虚证证候分别有哪些？

（2）语声重浊的临床意义？

（3）谵语和郑声的临床表现及临床意义有何异同？

（4）独语和错语的临床表现和病因病机？

（5）何谓喘？实喘与虚喘如何鉴别？

（6）哮与喘的区别与联系？

（7）如何区分喘、气短、少气？

（8）小儿百日咳和白喉的咳嗽分别有何特点？

（9）如何通过咳声，结合痰色、质、量的变化，判断病症的寒热虚实性质？

第五章　脉诊临床技能实训

脉诊又称"切脉""持脉""候脉""把脉",是中医诊病辨证的特色诊法之一。脉诊是医生用手指切按患者的脉搏搏动处,体验与诊察脉动应指的形象,从而达到了解健康或病情、辨别病症的一种诊察方法。脉诊对于疾病的诊断、鉴别诊断以及判断预后具有特别重要的意义,因此,历代医家尤为重视。传统的脉诊主要依靠医生手指的灵敏触觉来体会、分辨,因此经验非常重要,对于初学者具有一定的难度。长期的教学实践表明,学习脉诊不仅要掌握有关脉学的相关理论、基本知识,又要掌握切脉的基本技能,并反复训练与实践,在训练及实践中悉心体会,只有这样才能做到对各种脉象的熟悉和指下明了,更加有时效性地运用于临床。正如前人言"熟读王叔和,不如临证多,临证多,更要熟读王叔和",从侧面指出了理论与实践结合的重要性。

【实训的目的与要求】

（1）熟悉脉诊的临床意义。

（2）掌握寸口诊脉的方法,并熟练地表述并准确操作。

（3）掌握常见脉象（浮、沉、迟、数、实、洪、细、弦、紧、滑、涩、濡、缓、弱、微、促、结、代）的特征与临床意义,并能熟练地辨别浮、沉、迟、数、洪、细、弦、滑、弱、促、结、代等临床常见脉象。

（4）熟悉脉诊的操作、注意事项。

（5）熟悉脉象要素及正常脉象的特征,了解脉象的生理变异。

第一节　脉　诊　概　述

诊脉是一种理论性极强,操作极为细致的一种诊察方法。因此,它要求对脉象形成的最基本原理、诊脉的部位、诊脉的方法以及诊脉的注意事项等问题都要有较为详细的了解和认识,以便更好地体会和辨别各种脉象。

一、脉诊原理

脉象是手指感觉脉搏跳动的形象。人体的血脉贯通全身,内连脏腑,外达肌表,运行气血,周流不休,因此脉象能够反映全身脏腑功能、气血、阴阳的综合信息。脉象的产生,与心脏的搏动、心气的盛衰、脉管的通利和气血的盈亏以及各脏腑的协调作用有关。

二、脉诊部位

自从《难经》提出"独取寸口"以来,中医临床脉诊主要就是诊寸口脉。寸口又称气口或脉口。寸口诊法是指医生通过切按桡骨茎突内侧的动脉,诊查脉象,以推测人体生理、病理的一种诊查方法。

(一) 寸口部位

寸口脉分为寸、关、尺三部位,左右各一,共六部脉。首先中指定关(通常以腕后高骨即桡骨茎突为标记),关前(腕侧)为寸脉,关后(肘侧)为尺脉,如图 5 - 1。

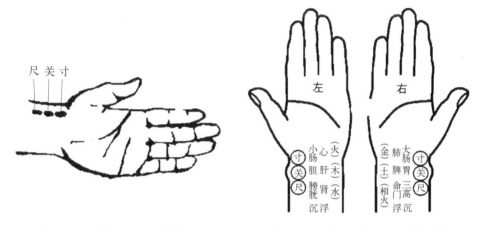

图 5 - 1 寸、关、尺位置示意图　　　　图 5 - 2 左右手六部脉的位置示意图

(二) 寸口分候脏腑

现在临床上通行的脏腑分候方法是:左寸、关、尺分候心、肝胆、肾及脐以下至足跟部疾病;右寸、关、尺分候肺、脾胃及膈以下脐以上、肾及脐以下至足跟部疾病,如图 5 - 2。

三、脉诊方法

(一) 诊脉时间

诊脉的时间,《黄帝内经》提出"平旦为宜",即以清晨(平旦)未起床、未进食时为最佳,因为此时机体内外环境比较安定,脉象能比较准确地反映机体的基础生理情况,同时亦比较容易发现病理性现象。但在现实情况中,远远达不到该要求,特别对门(急)诊的患者,因此我们要善于及时诊查病情,不拘泥于平旦。诊脉时间一般不少于 50 脉动,每次诊脉每手应不少于 1 分钟,两手以 3 分钟为宜。诊脉时间过短,则不能仔细辨别脉象特征;诊脉时间过久,则会使脉象发生变化,皆可以影响脉象的判别。

(二) 患者体位

诊脉时首先应保持诊室安静,嘱患者休息片刻待脉象稳定后再采集脉象信息。患者可以采取坐位或者仰卧位,不管是采取坐位抑或是仰卧位,前臂皆应自然向前平展,与心脏持平,手腕伸直,手掌向上,手指微曲,并在腕关节下垫一脉诊垫,使寸口完全暴露,便于充分诊查脉象;如患者采取侧卧位,下面手臂受压或上臂扭转,都可以影响气血的运行,均不能正常反映脉象特征,获得真切的指感。

（三）医生指法

1. 布指　医患侧坐,左右交诊,中指定关,随按尺寸。指医生下指时,先以中指定关(通常以腕后高骨即桡骨茎突为标记),关前(腕侧)为寸脉用食指候,关后(肘侧)为尺脉用无名指候。对于小儿,一般多选取"一指(拇指或食指)定三关法",而不必细分寸、关、尺三部。

2. 调指　臂长宜疏,身矮要密,指目候脉,三指齐平。指医生切脉时布指的疏密要适当,要与患者手臂长短和医生自身手指的粗细相适应,如患者的手臂长或者医生的手指较细,布指应疏,反之应密。

3. 运指　举按轻重,中取为寻,三指总按,一指单诊。指医生布指之后,运用指力的轻重、挪移及布指变化以体察脉象。常用的指法有举、按、寻、总按和单诊等。

（1）举法:指医生的手指用较轻的力按在寸口脉搏跳动部位以体察脉象。用举的指法取脉又称为"浮取"。

（2）按法:指医生手指用力较重,甚至按到筋骨以体察脉象。用按的指法取脉又称为"沉取"。

（3）寻法:寻即寻找的意思,指医生手指用力不轻不重,按至肌肉,并调节适当指力,或左右推寻,以细细体察脉象。用力不轻不重,按至肌肉而取脉,称为"中取"。

（4）总按:即三指同时用大小相等的指力诊脉的方法,从总体上辨别寸、关、尺三部和左、右两手脉象的形态、部位、脉力等。

（5）单诊:用一个手指诊查一部脉象的方法。主要用于分别了解寸、关、尺各部脉象的位、次、形、势等变化特征。

4. 平息　医息调匀,以息计数,50脉动,脉始清晰。指医生在诊脉时要保持呼吸平稳,清心宁神,以自己的呼吸计算患者的脉搏次数。除此之外,诊脉时最好不要参入问诊,以避免医生分散精力,避免患者由于情绪的波动引起脉象的变化。

四、脉诊的注意事项

（一）诊脉的环境

诊脉应该在安静的环境下进行,同时应注意调节室温,以确保患者在舒适环境中诊脉。

（二）诊脉对医生和患者的要求

医生应调匀呼吸,静心凝神,悉心从寸关尺、浮中沉中体会患者的脉象。患者必须平心静气,如果急走远行、情绪激动、刚刚争吵或哭泣、刚进食后特别是热饮及饮酒后者,应嘱患者稍事休息片刻,待其平静后方可诊脉,以避免干扰,导致误诊。

（三）诊脉的体位

医生与患者均需保持正确体位,患者不能坐得太低或者太高,需始终保持手与心持平。嘱患者取掉手上所有的首饰及挎包再进行诊脉,也不要将一手搭在另一手上诊脉,以避免脉管受到压迫。针对采取仰卧位的患者,诊脉时也应注意手与心脏持平,不要将患者的手臂抬起,也不要侧卧诊脉,以免下面手臂受压或上臂扭转,导致诊脉结果失真。

(四)诊脉的时间

平旦诊脉,要求患者在相对安静适宜的环境中诊脉,原则上每次诊脉时间不少于 50 脉动,每侧手不少于 1 分钟,两手诊脉时间相加以 3 分钟为宜。

(五)诊脉对手指的要求

在诊脉时,医生需注意勤修指甲,以避免对患者的损伤,同时也应避免携带病菌;天气寒冷时,医生应注意保持双手的温度,以减少对患者的刺激,进而避免产生对脉象结果的影响。

(六)诊脉对脉诊垫的要求

诊脉所用的脉诊垫过大、过小和过硬,均会使患者感到手腕的不自然,从而影响脉象的真实性。

第二节　脉诊的内容

一、脉象要素

脉象是手指感觉到的脉搏跳动的形象,或称为脉动应指的形象。可从脉位、脉率、脉力、脉宽、脉长、脉律、脉流利度、脉紧张度 8 个方面加以分析和归纳。

1. 脉位　脉动显现部位的深浅,即不同指力下感觉到脉搏最明显的位置。脉位表浅为浮脉,脉位深沉为沉脉。

2. 脉率　脉搏的频率。脉搏的快慢主要体现为单位时间脉搏跳动的次数。

3. 脉力　脉搏跳动应指力量的强弱。脉的有力、无力是一个相对的概念,往往需要比较,如不同人群、不同个体或同一患者前后对比。

4. 脉宽　脉动应指的径向范围大小,就是指下感觉脉管搏动的粗细。

5. 脉长　脉动应指的轴向范围长短。脉长有 2 种含义:① 寸关尺三部是否都有脉,如果三部均有脉或超过寸部或尺部为长脉,如果脉不满三部或仅见关部为短脉;② 一部脉中脉搏与指目接触轴向范围的长短。

6. 脉律　脉动节律的整齐度。包括 2 个方面:① 脉动节律是否均匀,有无停歇;② 停歇的至数、时间是否规则。

7. 脉流利度　脉搏来势的流利程度。脉的流利度主要体现在脉搏是否圆滑流畅,流利脉称滑脉。

8. 脉紧张度　脉管的紧急或弛缓程度。脉的紧张度主要体现在脉长、张力和指下搏动变化情况。

二、正常脉象

正常脉象是指正常人在生理条件下出现的脉象,亦称为平脉,是正常生理状态的反映,说明脏腑功能正常,气血调和。正常脉象的主要特点是不快不慢、不浮不沉、不大不小、三部有脉、和缓有力,特点可概括为胃、神、根。有胃即脉来从容和缓;有神即脉有力、至数匀齐;有根即尺脉沉取有力。

三、常见病脉举例

(1)常见脉位异常,见表5-1。

表5-1 常见脉位异常

常见脉		指 感	特 征	主 病
浮脉	脉位	脉搏显现部位浅表	轻取即得,重按稍减	表证,虚阳外越证
	脉形	搏动长度可及三部,脉宽大小不拘		
	脉势	不加压力即可感觉脉动		
革脉	脉位	浮取搏指强直,边硬中空,如按鼓皮	浮而搏指,中空外坚	亡血、失精、半产、漏下
	脉形	脉宽增大,脉长可及三部		
	脉势	浮大无力		

(2)常见脉率异常,见表5-2。

表5-2 常见脉率异常

常见脉		指 感	特 征	主 病
迟脉	脉数	脉搏搏动每分钟不足60次	脉来缓慢,一息不足四至	寒证
	脉形	脉象形态不拘		
数脉	脉位	脉搏搏动每分钟91～120次,无间歇	脉来急促,一息五六至	热证
	脉形	脉搏形态不拘		
	脉势	脉搏脉力不拘		

(3)常见脉律异常,见表5-3。

表5-3 常见脉律异常

常见脉		指 感	特 征	主 病
促脉	脉数	每分钟90～160次,无规律期前收缩和间歇	快有歇止,止无规律	阳盛实热或实邪阻滞
	脉形	脉宽无明显异常		
结脉	脉数	每分钟60次,无规律期前收缩和间歇	慢有歇止,止无规律	阴盛气结或痰、瘀、寒
	脉形	脉宽无明显异常		
代脉	脉数	每分钟60次,规律间歇且长	缓有歇止,止有规律	脏气衰微
	脉势	脉力参差不齐,强弱交替		

（4）常见脉宽异常，见表5-4。

表5-4 常见脉宽异常

常见脉		指 感	特 征	主 病
洪脉	脉位	浮取脉搏搏动明显	宽大有力，来盛去衰	阳明热盛或气分热盛
	脉势	脉搏搏动有力，大起大落，来盛去衰		
	脉形	脉宽大于正常，脉长超三部		

（5）常见脉力异常，见表5-5。

表5-5 常见脉力异常

常见脉		指 感	特 征	主 病
实脉	脉位	切脉时浮中沉取皆有力，来去皆盛	举按有力，应指充盛	实证
	脉势	寸关尺均有明显脉搏搏动		
	脉形	脉体较之平脉宽大		

（6）常见脉长异常，见表5-6。

表5-6 常见脉长异常

常见脉		指 感	特 征	主 病
长脉	脉势	力量中等	脉体较长，超过三部	阳实热证或健康人
	脉形	长超寸关尺，脉宽大于正常		

（7）常见脉流利度异常，见表5-7。

表5-7 常见脉流利度异常

常见脉		指 感	特 征	主 病
滑脉	脉势	指下流利，搏动有回旋前进感	往来流利，应指圆滑	痰饮、食积
	脉数	脉率快于实际脉率		
	脉位	浮、中、沉取皆有滑利之脉		

（8）常见脉紧张度异常，见表5-8。

表5-8 常见脉紧张度异常

常见脉		指 感	特 征	主 病
弦脉	脉势	脉管如按琴弦，有平直感，直起直落	端直以长，如按琴弦	肝胆病、诸痛或痰饮
	脉形	脉长及三部，甚至超过		
	脉位	浮中沉均可见		

第三节 脉诊的技能训练

一、脉诊方法训练

（一）实训目的

建立常规的诊脉意识,熟悉诊脉的指法技巧。

（二）实训方法

参加实训的学生自由组合,每组 2 人,相互体会脉象,并填写脉诊方法训练记录表(表 5-9),最后由带教老师对其中典型脉象作出复诊诊断。

表 5-9 脉诊方法训练记录表

要素		左手寸口脉			右手寸口脉		
总按	脉位						
	脉率						
	脉律						
	脉宽						
	脉长						
	脉力						
	脉流利度						
	脉紧张度						
单诊		寸部	关部	尺部	寸部	关部	尺部
平息		第一次		第二次		第三次	
		至/息		至/息		至/息	

二、脉象识别训练

（一）实训目的

训练学生对常见脉象进行辨识。

（二）实训方法

（1）在诊脉方法训练中筛选出来的典型脉象学生 5 名,由带教老师首先确定 5 名受检学生的脉象,再由参加实训的学生分别对上述 5 名学生的脉象进行体会,并分别记录其脉象。

（2）进行第一次盲切:挂起布帘,5 名受检者随机排列并编号,从布帘后伸出 10 只手,实训同学依次诊脉,并当场记录所诊断脉象。

（3）进行第二次盲切:带教老师再次改变受检者顺序,重新进行编号,由实训学生进行诊脉,重新确认号码的顺序,并记录,填写脉象识别训练记录表(表5-10)。

表5-10 脉象识别训练记录表

编号	第一次诊脉		编号	第二次诊脉	
	左手	右手		左手	右手
1			1		
2			2		
3			3		
4			4		
5			5		

三、典型案例分析

(一) 实训目的

训练学生对患者脉象与临床相关关系的理解与记忆,为脉诊在临床中应用打下基础。

(二) 实训方法

根据带教老师给出临床病例进行训练。

案例1:

李某,男,44岁,教师。患者平时常在街边暴饮暴食,进食后曾多次发生腹泻,每自服黄连素或庆大霉素后稍缓解,故一直未予重视。昨日患者在外饮酒进食后出现腹痛拘急,腹泻达6次,便不成形,甚如水样,后见大便夹有赤白黏冻,伴有发热,里急后重,便后腹痛不减,恶心,无呕吐,无便血,苔黄腻。

【问题】

(1) 如何以症测脉?

(2) 患者可能的脉象是什么?

(3) 如何进行证候诊断?

【答案】

(1) 以症测脉:患者腹痛拘急,大便夹有赤白黏冻,伴有发热,里急后重,便后腹痛不减,恶心,因饮食不洁,饮酒醇甘,导致湿热蕴蒸,壅滞肠中,气机不畅,传导失常,故见腹痛拘急,里急后重,便后腹痛不减;湿热熏灼,肠中血络受损,气血壅滞,腐败为脓血,故可见下利赤白黏冻;湿热中阻,胃失和降,故有恶心;里热炽盛,邪正交争,故而发热。

(2) 患者可能的脉象:脉滑数。

(3) 证候诊断:肠道湿热证。

案例2:

张某,男,52岁,工人。患者有高血压病史十多年,近几年来间断出现心悸、胸闷、阵发性心前区刺痛,上述症状在劳累后、情绪激动、受凉或过饱后诱发,曾到某医院就诊,诊断为"冠心病"。望舌质淡红,有散在瘀斑,苔薄白,脉来细小有涩滞不畅的感觉。血压 147/96 mmHg,总胆固醇 5.67 mmol/L。

【问题】

(1) 如何以脉测证?

(2) 患者还可能存在的症状有哪些?

(3) 如何进行症候诊断?

【答案】

(1) 以脉测证:患者脉象可判断为细涩,脉细主气血虚或主湿证,脉涩主精伤、血少、气滞、血瘀、痰湿内停,结合患者的症状综合分析患者脉细涩多因瘀血导致。

(2) 患者还可能存在的症状:瘀血见症,如疼痛常在夜间加重,面色黧黑,肌肤甲错,唇甲青紫,皮下瘀斑,或皮肤丝状红缕,或腹壁青筋怒张等。

(3) 症候诊断:心脉痹阻证。

[附]

常见脉象判别指感标准

1. 平脉　即正常人的脉象。一息四至,不浮不沉,脉位适中。其指感要求:

(1) 脉搏频率为每分钟 60~90 次(小儿脉率每分钟可超过 100 次)。

(2) 随诊脉手指压力的增加,脉动感觉由弱渐强。

(3) 在寸、关、尺三部均可触及脉动,尺脉沉取有一定的力量。

(4) 脉搏从容和缓,不大不小,柔和有力。

(5) 节律均匀,无间歇。

2. 浮脉　指浮脉举之有余,按之不足。其指感要求:

(1) 浮脉的脉搏显现部位浅表,轻触脉诊部位,不加压力即可感觉脉动。

(2) 加压后脉搏跳动不如加压前更为明显。

(3) 浮脉搏动长度可及三部,脉宽大小不拘。

3. 沉脉　指举之不足,按之有余。其指感要求:

(1) 轻触脉诊部位,不加压力不能感觉脉动;切脉轻取、中取时脉不明显,重取时脉动明显。

(2) 加压到一定程度后(按到骨骼)脉搏跳动最明显。

(3) 搏动长度可及三部,脉宽大小不拘。

4. 迟脉　指脉来迟缓,一息不足四至。其指感要求:

(1) 脉动每分钟不足 60 次。

(2) 脉象形态不拘。

(3) 脉律基本规整,无间歇。

5. 数脉　指脉来急促,一息五至以上而不满七至。其指感要求:

(1) 脉搏搏动在每分钟 91~120 次之间。

(2) 脉象形态与脉力不拘。

(3) 脉律规整,无间歇。

6. 缓脉　指脉来和缓,一息四至。其指感要求:

（1）脉搏搏动在每分钟 60~71 次之间。

（2）无间歇,脉宽可大于正常。

（3）缓脉指下感觉可与平脉类似,但较平脉略感乏力。

7. 洪脉　指脉体宽大,充实有力,来盛去衰,状若波涛汹涌。其指感要求:

（1）脉位浮取搏动明显。

（2）脉搏跳动有力,脉管粗大。

（3）大起大落,有来盛去衰的感觉。

（4）脉宽大于正常,脉长超越三部。

8. 细脉　指脉细如线,应指明显。其指感要求:

（1）感觉脉管纤细,脉宽小于正常。

（2）可清楚感觉到脉搏跳动。

（3）脉长可及三部。

9. 弱脉　指极软而沉细。其指感要求:

（1）轻触脉诊部位,不加压力不能感觉脉动;切脉轻取、中取时脉不明显,重取时可感觉脉动。

（2）细弱无力,搏动不明显,不任重按,变化缓慢。

（3）脉宽小于正常。

（4）脉长可及三部。

（5）具有沉脉、细脉特征。

10. 滑脉　指往来流利,应指圆滑,如盘走珠。其指感要求:

（1）感觉脉率明显快于实际脉率。

（2）指下有流利感。应指圆滑,往来之间有一种回旋前进的感觉。

（3）脉位、脉宽不拘。

11. 涩脉　指形细而行迟,往来艰涩不畅,脉势不匀。其指感要求:

（1）感觉脉律明显慢于实际脉律;以 5 秒为单位计算,每单位之间脉率差大于 1 次以上。

（2）脉搏搏动次数少于每分钟 72 次。

（3）脉来涩滞不畅。指下无润滑感觉,脉搏起伏徐缓。

（4）脉体较细。

12. 弦脉　指端直以长,如按琴弦。其指感要求:

（1）切脉时感觉脉管紧张度较高,有按在琴弦上的感觉。

（2）浮中沉三候均可见弦脉,但以中、沉取多见。

（3）感觉脉搏有平直感,直起直落。

（4）脉宽较细或正常。

（5）脉长可及三部。

13. 结脉　指脉来缓慢,时有中止,止无定数。其指感要求:

（1）脉搏跳动次数每分钟少于 90 次。

（2）伴有提前搏动和代偿间歇,间歇无规律。或三五至,或八九至,或数十至一停歇。

（3）停歇有 2 种形式:① 在一次常态搏动之后,紧接有一次小的搏动,其后有一段时限延长的歇止,而后复动;② 在一次常态搏动之后,有一段时限延长的歇止,而后复动。

14. 代脉 指脉来一止,止有定数,良久方还。其指感要求:

(1) 切脉时,脉来迟缓,脉搏搏动每分钟少于 90 次。

(2) 有间歇,但间歇有规律,常见二联脉、三联脉,间歇时间较长。

(3) 脉力参差不均,强弱交替,总体偏弱。

(4) 脉宽不拘。

15. 促脉 指脉来数而时有一止,止无定数。其指感要求:

(1) 脉搏搏动每分钟 90~160 次。

(2) 伴有提前搏动和代偿间歇,间歇无规律。

脉诊临床技能实训思考题

(1) 请简单归纳总结 28 脉的名称、指感特点及临床意义?

(2) 你对"诊法常以平旦"的意义的理解。

(3) 脉象的基本要素有哪些? 在临床实践中如何有效体会?

(4) 何谓平息,正常人平息脉次为多少?

第六章 按诊临床技能实训

第一节 按诊概述

按诊是中医师以手触摸或者按压患者身体以了解病情的一种诊断方法。按诊是切诊的一部分,是四诊中不可忽略的一环。它在望、闻、问诊的基础上,更进一步地深入探明疾病的部位和性质等情况。对于胸腹部的疼痛、肿胀、痰饮、症块等病变,通过触按,更可以充实诊断与辨证所必需的资料。

一、按诊的手法

(一) 触

以手指或手掌轻接触患者局部皮肤,以了解肌肤的凉热、润燥等情况,用于分辨病属于外感或者内伤,是否出汗,以及阳气阴津是否亏虚。

(二) 摸

以手指稍用力寻抚局部,如胸腹、腧穴、肿胀部位等,来探明局部感觉情况,有无疼痛以及肿物的形态、大小等,以辨别病位及虚实。

(三) 按

用力按压或推寻局部,如胸腹、肿块等,以了解深部有无压痛或肿块,肿块的质地、形态、活动程度、肿胀程度、性质等,以辨别脏腑虚实。

(四) 叩

叩诊是医生叩击患者身体某部位,使之发生叩击音、波动感或震动感,以此确定病变性质和程度的一种检查方法。

1. 直接叩诊法 医生用中指或并拢的 2~5 指的掌面轻轻地直接叩击或拍打按诊部位(多为腹部),通过听音响和叩击手指的感觉来判断病变部位的情况。

2. 间接叩诊法

(1) 拳掌叩击法:左手掌平贴在体表,右手握成空拳叩击左手背以探查病变部位、性质和感觉(如疼痛程度)。

(2) 指指叩诊法:中指指端叩击左手中指第二指节前端。用以胸背腹及肋间等部位的诊察。

二、按诊的注意事项

（1）光线要适当，侧面光线对按诊时某些变化的观察很有帮助。

（2）需根据疾病的不同部位选择适当的体位和方法。

（3）医师要举止稳重大方，态度严肃认真，手法轻巧柔和，避免突然暴力或冷手按诊。

（4）注意争取患者的主动配合，使患者能准确地反映病位的感觉。

（5）要边检查边注意观察患者的表情变化，以了解病痛所在的准确部位及程度。

第二节 按诊的内容

一、按诊的内容

按诊的应用范围较广。临床上以按肌肤、按手足、按胸腹、按腧穴等为常用。

（一）按肌肤

按肌肤是为了探明全身肌表的寒热、润燥以及肿胀等情况。

1. 辨寒热 凡阳气盛的身多热，阳气衰的身多寒。凡身热初按甚热，久按热反转轻的，是热在表；若久按其热反甚，热自内向外蒸发者，为热在里。

2. 辨虚实 肌肤柔软而喜按者，为虚证；患处硬痛拒按者，为实证。

3. 辨病位深浅 轻按即痛者，病在表浅；重按方痛者，病在深部。

4. 辨润燥 皮肤干燥者，尚未出汗或津液不足；干瘪者，津液不足；湿润者，身已汗出或津液未伤。皮肤甲错者，伤阴或内有干血。

5. 辨水肿气肿 按压肿胀，可以辨别水肿和气肿。按之凹陷，放手即留手印，不能即起的，为水肿；按之凹陷，举手即起的，为气肿。

6. 辨脓肿 可辨别病证属阴属阳和是否成脓。肿而硬木不热者，属寒证；肿处烙手、压痛者，为热证。根盘平塌白陷的属虚，为疽；根盘收束而高起的属实，为痈。患处坚硬，多属无脓，边硬顶软，内必成脓。至于肌肉深部的脓肿，则以"应手"或"不应手"来决定有脓无脓。方法是两手分放在肿物的两侧，一手时轻时重地加以压力，一手静候深处有无波动感，若有波动感应手，即为有脓，根据波动范围的大小，即可测知脓液的多少。

（二）按手足

按手足主要在探明寒热，以判断病证性质属虚属实，在内在外，及预后情况。凡疾病初起，手足冷，为阳虚寒盛，属寒证。手足热，为阳盛热炽，属热证。

诊手足寒热，还可以辨别外感病或内伤病。手足的背部较热，为外感发热；手足心较热，为内伤发热。此外，还有以手心热与额上热的相互诊查来分别表热或里热的方法。额上热甚于手心热，为表热；手心热甚于额上热，为里热。

（三）按胸腹

按胸腹是根据病情的需要，有目的地对胸前区、胁肋部和腹部进行触摸、按压，必要时进行叩击，以了解其局部的病变情况。

胸腹按诊的内容，又可分为按虚里、按胸胁和按腹部三部分。

1. 按虚里　虚里便是心尖搏动处,为诸脉所宗。探索虚里搏动的情况,可以了解宗气的强弱,病之虚实,预后之吉凶。

虚里按之应手,动而不紧,缓而不急,为健康之征。搏动微弱无力,为不及,是宗气内虚。若动而应衣,为太过,是宗气外泄。若按之弹手,洪大而搏,属于危重的证候。

2. 按胸胁　前胸高起,按之气喘者,为肺脏证。胸胁按之胀痛者,是痰热气结或水饮内停。

肝脏位于右胁内,上界在锁骨中线处平第5肋;下界与右肋弓下缘一致,故在肋下一般不能扪及。若扪及肿大之肝脏,或软或硬,多属气滞血瘀,若表面凹凸不平,则应警惕肝癌。

右肋胀痛,摸之热感,手不可按者,为肝痈。

3. 按腹部　按腹部主要了解凉热、软硬度、胀满、肿块、压痛等情况,以协助疾病的诊断与辨证。

(1) 辨凉热:通过探测腹部的凉热,可以辨别病的寒热虚实。腹壁冷,喜暖手按扶者,属虚寒证;腹壁灼热、喜冷物按放者,属实热证。

(2) 辨疼痛:凡腹痛,喜按者属虚,拒按者属实;按之局部灼热,痛不可忍者,为内痈。

(3) 辨腹胀:腹部胀满,按之有充实感觉,有压痛,叩之声音重浊的,为实满;腹部膨满,但按之不实,无压痛,叩之作空声的,为气胀,多属虚满。腹部高度胀大,如鼓之状者,称为膨胀。

(4) 辨痞满:痞满是自觉心下或胃脘部痞塞不适和胀满的一种症状。按之柔软,无压痛者,属虚证;按之较硬,有压痛者,为实证。脘部按之有形而胀痛,推之辘辘有声者,为胃中有水饮。

(5) 辨肿块:肿块的按诊要注意其大小、形态、硬度、压痛等情况。

(四) 按腧穴

按腧穴,是按压身体上某些特定穴位,通过这些穴位的变化与反应,来推断内脏的某些疾病。

腧穴的变化主要是出现结节或条索状物,或者出现压痛及敏感反应。

第三节　按诊的技能训练

一、按诊方法训练

(一) 训练目的

(1) 掌握按诊的体位及手法。

(2) 掌握诊寒热、润燥、疼痛、肿胀、肿块的基本内容。

(3) 熟悉特殊部位按诊。

(二) 训练方法

采用以常衡变法和实体训练法。

(三) 训练过程

每组10名学生。

1. 实训准备

(1) 检查所需器材是否齐全。

(2) 填写检查记录中受检者的一般资料和有关病史。

(3) 让检查者休息待查,并向其说明检查方法,消除紧张情绪,争取配合。

2. 实训操作

(1) 按照按诊方法进行,重点训练对受检者皮肤、手足的按诊,并将检查结果填写在按诊训练记录表(表6-1)中。

表6-1 按诊训练记录表

受检者姓名_____ 时间_____

		体 征	辨 证
按肌肤	寒热		
	虚实		
	深浅		
	润燥		
	水肿		
按手足			
按胸胁	虚里		
	胸胁		
按腹部	凉热		
	疼痛		
	痞满		
	腹胀		
	肿块		
按腧穴			

记录人姓名_____

(2) 同学们交换角色,互相体验。

3. 实训结束 教师点评,要求学生将点评后的内容写成实验报告。

二、按诊案例分析思考题

案例1:

某患者,女,21岁,1周前出现咽喉肿痛,咳嗽,自服阿莫西林后症状缓解。今晨起出现眼皮面部肿胀,按之凹陷,小便浓茶色,无尿频尿痛。

【问题】

（1）该患者属于阳水阴水？为什么？

（2）该患者当处以何治法？

【答案】

（1）该患者属于阳水。阳水来势迅猛，肿在腰以上，头面为主；阴水来势缓慢，常从脚下肿走。

（2）治法当以汗解。

案例2：

某患者，男，45岁，近半年食欲欠佳，偶有胃脘痛，常在饭前痛甚。按胃脘部觉痞满，隐隐作痛。大便常稀溏，日行2～3次，舌淡苔白，脉濡细。

【问题】

（1）该患者按诊胃脘部痞满，隐隐作痛，你是如何考虑的？

（2）该患者当以何方法治疗？

【答案】

（1）此为脾气虚证。隐隐作用，喜按，多为虚证；痛势剧烈，拒按，多为实证。再兼有大便常稀溏，更为脾虚无疑。

（2）当以健脾益气法治疗。

第七章 中医诊断学实验实训研究与应用

中医诊断学的实训研究,是应用现代科学手段和实训方法,根据中医学理论,在传统中医诊断学理论和实践基础上,深入研究中医诊法与辨证的理论和方法,而中医四诊技能训练则是在学生接受了中医基本理论和中医诊断学理论课教育的基础上,掌握基本的四诊技能以外,再结合望、闻、问、切四诊的综合运用能力以及针对临床病例进行的辨证思维能力的训练。

望、闻、问、切四诊和辨证是中医的特色。传统的诊法和辨证,主要是通过医生的感官、经验的体察和分析来完成的。临床诊断准确与否,与疾病临床表现是否典型与显著、医生临床经验有着密切的关系。因此,如何进一步认识四诊客观化检测和定性、定量分析,是中医诊断学现代化研究的重要方向。

在中医临床方面,目前尚缺乏科学的、独立的,针对中医药疗效的评价方法,严重阻碍了中医药事业的发展。因此,发挥中医涉及四诊的客观化仪器在疗效评估方面的作用,使中医药疗法的有效性更加客观,更加符合实际情况,是非常有必要的。在健康评估方面,有资料显示采用中医客观化检查方法有利于早期筛查,可以有效避免西医体检的漏诊,提高检查的准确率。中医四诊设备可以在各类体检中心提供具有中医特色的健康检查和疾病预警,因此运用中医四诊相关仪器对于中医健康状态的辨识,干预手段的效果评估都有重要意义。以下将对本实训室拥有的相关四诊实训仪器进行简单介绍。

第一节 舌诊的实验实训研究

舌诊是中医独具特色的诊断方法之一。中医学认为,人体是一个有机的整体,舌象犹如反映人体生理病理的一面镜子,人体脏腑之虚实、气血之盛衰、津液之盈亏、胃气之存亡、病邪之性质、病情之轻重等信息,均可通过舌诊而获得。目前,国内外针对舌诊研究的方法大致有关于舌色定量检测的研究、关于舌荧光检查的研究、关于显微镜舌体检查的研究、关于舌血流量测定的研究、关于舌苔脱落细胞学检测的研究以及关于舌组织切片的检查等研究方法,下面将针对本实训室拥有的中医四诊客观化仪器舌面脉信息采集系统进行简单介绍。

中医舌面脉信息采集系统介绍及在四诊中的应用

中医诊断学四诊客观化研究主要涵盖望、闻、问、切等方面的实训,主要是利用先进的中医诊断设备和计算机分析技术,对舌面脉等客观指标进行定量研究,在一定程度上摆脱了中医诊断术语模糊、缺乏客观指标、只有定性描述的弊端,从而使学生加深对舌面脉的理解与掌握。中医舌面脉信息采集系统融合了大量现代科技成果(数码照相技术、传感器技术、图像算法分析处理技术等)和众多专家的临床经验,将中医舌诊、面诊、脉诊、问诊等诊断信息整合在一起,为中医的实训教学以及临床诊断提供了客观化和定量化的参考信息,便于开展有效的中医诊断学实训教学活动。通过借助该设备进行的实训教学,一方面可加深学生对中医基础理论的认识与理解,使主观、抽象、模糊的中医理论更加客观,易于理解和掌握;另一方面,也有助于拓宽学生的视野,使其充分了解中医诊断研究的前沿与动态,方便今后顺利与社会接轨。下面对中医舌面脉信息采集系统在中医四诊中的应用进行简述。

（一）用于中医望诊

中医舌面脉信息采集系统主要对面象和舌象进行望诊,因舌面位置浅表,血液循环非常丰富,其色泽形态的变化可反映脏腑的生理、病理状态。利用中医舌面脉信息采集系统现代实训工具,结合中医理论,将中医的局部色泽变化用数据、图像的形式描述记载,使中医舌面的一些模糊定性概念引向规范化和定量化。利用舌面部分可开展如下实训项目:

1. 舌面图像的采集与分析　该实训项目重点是对舌面采集的操作规范和注意事项进行讲解。根据中医舌面脉信息采集系统舌面采集部分的结构设置,讲解舌面采集的环境要求、被测试者体位要求以及舌面采集的注意事项等。舌面图像分析时,让学生学习掌握舌面各区域的正确分割方法,掌握各区域代表的脏腑,以及区域颜色变化所反映的生理病理意义。通过苔质分离,使学生充分掌握舌象望诊的内容,不但包括望舌体(包括舌色、舌体的形质、舌的部分动态),还要包括望舌苔(苔质与苔色)等。

2. 典型舌面特征的检测、识别　中医舌面脉信息采集系统舌面采集部分选用了与自然光接近的韩国进口 LED 光源,其显色指数(Ra)在 90 以上;设计了日本原装进口半弧形的导光板和 1 500 万的专业级日本原装进口的佳能单反数码照相机。其硬件采集设备保证采集的舌面图像清晰度极高。因此,通过讲授一方面可以使同学们掌握正确的舌面信息采集流程及舌面影响因素;另一方面,同学们也可以通过自测或寻找具有典型舌面特征的临床患者进行检测,保存舌面图片信息,进行典型舌面图片的识别。

3. 典型舌面图谱的实训技能考核　中医舌面脉信息采集系统可将临床采集的典型舌面照片保存到数据库中,此外也可以提供开发数据库中典型的舌面照片(如典型的青、赤、黄、白、黑面色照片,典型淡舌、淡红舌、红绛舌、暗红舌、淡紫舌、紫暗舌、白苔、黄台、腻腐苔、剥苔,典型齿痕舌、裂纹舌、点刺舌、瘀点瘀斑舌等照片),方便用于实训教学或实训考核。

4. 学习正确的舌面采集方法与舌面量化研究思路与方法　通过对舌象信息的采集,可正确指导学生采集舌面的注意事项:如光线的影响、饮食或药物对舌苔的影响、化妆品对面色的影响、年龄及季节气候对舌面的影响、体质因素对舌面的影响等。软件分析系统会自动分析舌面颜色,并给出国际公认的 RGB、HSV、Lab 3 个颜色空间(图 7 - 1)。我们可以针对 3 个颜色空间值的变化,就反映舌面颜色特征的变化及相应的生理病理意义进行教学指导。

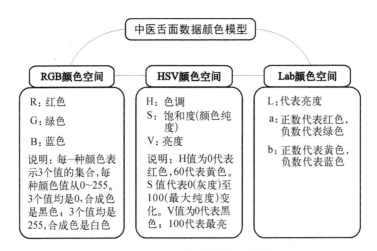

图 7 - 1　中医舌面数据颜色模型

（二）用于中医脉诊

中医舌面脉信息采集系统中的脉象部分沿用研究基础扎实、技术成熟、最被广泛认可、市场接受程度最高的时域分析方法对采集的脉图进行分析,时域分析法主要分析脉波波幅的高度和脉动时相的关系(图 7 - 2)。

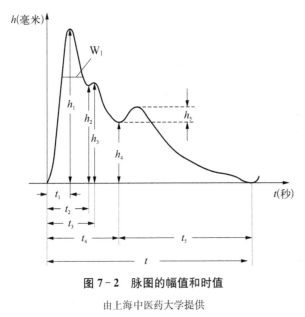

图 7 - 2　脉图的幅值和时值

由上海中医药大学提供

h_1：主波幅度,为主波峰顶到脉搏波图基线的高度(基线与时间轴平行时)。主要反映左心室的射血功能和大动脉的顺应性。即左心室收缩力强,大动脉顺应性好的状态下,h_1 高大,反之则小。

h_2：主波峡幅度,是主波与重搏前波之间的一个低谷的幅度。其生理意义与 h_3 一致,脉图分析时往往可略去。

h_3：重搏前波幅度,为重搏前波峰顶到脉搏波图基线的高度。主要反映动脉血管弹性和外周阻力状态。如动脉血管由于管壁张力高,或者硬化,或者外周阻力增高时,均可引起 h_3 幅度增高。重搏前波抬高一般伴随其时相的提前,反映了动脉血管高张力、高阻力状态时,脉搏反射波传导速度的增快。

h_4：降中峡幅度,为降中峡谷底到脉搏波图基线的高度。降中峡高度与舒张压相应。主要与动脉血管外周阻力、主动脉瓣关闭功能有关,外周阻力增加时,表现为 h_4 增加;反之降低。

h_5：重搏波幅度,为重搏波峰顶到降中峡谷底所作的基线平行线之间的高度。重搏波幅度主要反映大动脉的弹性(顺应性)和主动脉瓣功能情况,当大动脉顺应性降低时,h_5

减少,或者主动脉瓣硬化、闭锁不全时 h_5 可以为 0(重搏波峰顶与降中峡谷底同一水平),甚至出现负值(重搏波峰顶低于降中峡谷底水平)。

t_1:为脉图起点到主波峰点的时值。t_1 对应于左心室的快速射血期。

t_2:为脉图起始点到主波峡之间的时值。

t_3:为脉图起始点到重搏前波之间的时值。

t_4:为脉图起始点到降中峡之间的时值。t_4 对应于左心室的收缩期。

t_5:为降中峡到脉图终止点之间的时值。t_5 对应于左心室的舒张期。

t:为脉图起始点到终止点的时值。对应于左心室的一个心动周期,亦称为脉动周期。但当心房颤动或期外收缩时,脉图与心电图的心动周期不完全一致。

W:将主波从脉图基线到峰顶高度(h_1)之间划分三段,W_1 为上 1/3 处的脉图宽度。相当于动脉内压力高水平状态所维持的时间。

在中医诊断脉诊实训教学方面,我们可以基于此设备,制定相关的实训项目,开展相应的实训教学:

1. 脉图的描计与分析

(1)实训目的:① 学习脉象仪的使用方法;② 了解脉图所反映的脉象信息及其生理病理意义;③ 掌握脉图判读的内容与方法。

(2)实训原理:脉象是脉动应指的形象。现代脉诊研究应用脉象仪检测脉图,模拟手指切脉过程中,由指端压力感受器等感觉装置获取脉搏信息的原理,采用压力感应元件测录压力脉搏波图,进而从中提取脉象信息,是脉诊客观化、定量化的一种手段。

(3)实训结果:① 测算脉图的生理参数,填入脉图参数记录表;② 绘制取脉压力-脉幅趋势图;③ 判读脉图参数,根据脉图参数写出脉形、脉位、脉名、脉率、脉力等。

(4)实训评价:通过本实训的训练,学会脉图的测算与判读,这是脉象客观化研究的前提,有助于加深对参加实训同学脉象构成要素的理解,同时可利用脉图参数分析与临床病症的关系。

2. 脉图的智能化检测与分析

(1)实训目的:本实训通过运用智能化脉象仪检测人体脉象,分析了解计算机自动判读的脉象信息及其生理参数与人工判读脉图的区别,初步掌握智能化脉象仪的操作使用方法。

(2)实训原理:脉象是脉动应指的形象。现代脉诊研究应用脉象仪检测脉图,模拟手指切脉过程中,由指端压力感受器等感觉装置获取脉搏信息,并经过信号放大和A/D转换,通过计算机软件提取脉象信息,是脉诊客观化、定量化的一种手段。

(3)实训结果:① 总结智能化脉象仪的操作过程;② 对智能化脉象仪的判断结果作分析讨论,并提出自己的见解;③ 掌握影响脉象检测的因素。

3. 生理年龄对脉图的影响

(1)实训目的:① 观察不同年龄组正常人的脉图变化及其特征;② 了解年龄对脉图的影响,及脉图随年龄变化的一般规律。

(2)实训原理:中医认为,人体气血运行,脏腑功能随着年龄增长而有所变化。幼儿时期,气血未充,脏腑稚嫩;青壮年期,气血充盛,脏腑坚实;而老年期则脏腑气血功能都开始衰退。从现代医学观察,在不同的年龄阶段,机体的新陈代谢、各系统的生理病理都有不同特点,在心血管系统尤有明显的差异。上述变化可在一定程度上反映于脉象,通过检测不同年龄组的正常脉图,可了解人体脉象随年龄增长而发生的生理变化。

(3) 实训结果:① 儿童组脉图以三峰波为主,脉率稍快,多细数脉;② 青年组脉图以二峰波为主,多平滑脉;③ 老年组脉图以三峰波,或主波宽大,或重搏前波高于主波,多为弦脉。

(三) 用于中医问诊(体质辨识)

1. 实验目的　使学生了解体质的含义、常见的体质类型、中医体质的判定标准(参见中华中医药学会《中医体质分类与判定》)、九种体质问诊量表设计及分值的计算方法、不同体质类型人群的养生干预方法等。

2. 实验方法　即参加实训的学生通过中医舌面脉信息采集系统的问诊软件进行自测或互测,学习和掌握体质的测试与判读方法;也可提前选择部分问题并赋予相应的分值,让学生判断体质类型,然后再使用软件进行体质判读,比较两者之间的差异性;也可寻找兼夹体质的被检测者进行重点讲解,使学生了解兼夹体质的含义及常见兼夹体质的类型;根据体质判读的结果,系统可提供个体化辨体的四季养生方案,以了解不同体质人群的养生要则及常规养生干预方法或手段等。

第二节　脉诊的实验实训研究

脉诊是我国最早创用、一直沿用至今的最具有中医特色的诊断方法,常被看作是中医诊断方法的缩影,甚至为中医的代名词。在中医学中,脉诊则是诊断学的重要内容之一,也是中医临床技能的一个重要组成部分。由于脉象在一定程度上能反映人体的各种生理和病理情况,是观察体内功能变化的一个重要窗口。因而脉诊对识别病证,判断病情、分辨病机和推断预后,都具有重要意义。为适应时代的发展和临床教学的需求,多种脉象实验实训仪器设备应运而生。

一、脉象模型手简介及在脉诊中应用

(一) 脉象模型手简介

MM-3脉象模型是由上海中医药大学的科研人员经数十年的潜心研究而研制成的高科技成果。现由上海中医大科技发展公司继续开发与生产。

本模型应用仿生模拟及波形合成方法,用高分子材料配方研制仿生手及桡动脉血管;用新型调速电机及特制油泵来模拟人体心脏的舒张与收缩;用单片计算机及软件控制的电磁阀来模拟人体心脏瓣膜的开启状态;用不同黏度的硅油来模拟代替人体血液;从而在仿生手的桡动脉处模拟出十多种人体常见典型的脉搏特征。这些脉象是中医八纲脉的典型,是临床辨证的基础。熟悉这些基本脉象可以在实践中举一反三,逐步掌握诊脉方法。本模型作为中医脉象再现的信号源,可用于脉诊的教学过程,给学生创造良好的反复训练的实践机会,是理想的教学工具,使学习者在短时间内就能强化"脉诊"指感的训练,很快掌握中医常见典型脉的诊脉技术。亦可用于脉象形成机制的体外实验研究。

1. 功能及用途　解决目前中医教学中脉诊难度大、时间长的现状,使学习者在脉象模型上对中医常见典型脉象得到强化训练,使之在短时间内就能强化"脉诊"指感的训练,很快掌握中医常见典型脉的诊脉技术。模型也可以在体外对脉搏的形成机制作深一步的研究、分析。特别适用于中医院校特色实验室建设和脉诊的实验教学。

2. 系统的组成及框图　全套脉象模型由四台(A、B、C、D)分体模型组成。

A 组模型:输出平、滑、迟、濡脉。

B 组模型:输出洪、革、浮、数脉。

C 组模型:输出弦、结、代、促脉。

D 组模型:输出沉、细、涩、弱脉。

3. 外形尺寸、重量　420 mm×250 mm×240 mm,12 kg。

（二）脉象模型手在脉诊中的应用

脉象模拟装置是从已定型的典型脉图中提取特征参数值,通过仿生模拟制作而成,指感比较逼真。初学者在该装置上反复体会典型脉象的指感特征,脉象是脉动应指的形象,包含有脉位、脉次、脉形、脉势 4 个方面。这 4 个方面的指感特征,必须应用正确的切脉指法才能全面感知和体会,并且通过反复训练逐步提高手指触觉的灵敏度,才能获得对各种脉象的辨识能力。便于辨别患者的脉象,也能弥补临床见习时的不足。

脉诊实训,学生可通过脉象模型手学习正确的切脉方法、训练切脉技能、体会常见脉象的指感特征、辨别不同脉象特征,为今后临床实践打下基础。

脉诊实训拟用到的实验器材:实验桌、椅、脉象模型手。实验方法:首先由学生互相练习,然后在脉象模型手上练习正确的切脉指法,包括定位、布指、单按、总按及举、按、寻、循等。定位与布指:切脉者可相互练习以右(或左)手中指按在被测者腕部桡骨茎突内侧桡动脉搏动处定为"关"部,再以食指按在"关"前(远心端)定"寸"部,无名指按在"关"后(近心端)定"尺"部。切脉手指微曲,呈弓形,三指头平齐。以指目(指腹与指尖的交界处)按脉体。布指疏密应根据被测者手臂长度而定,长者宜疏,短者宜密。切脉时先以 3 个手指轻按在寸口皮肤上(举法);然后用力按到筋骨(按法);再以不轻不重的中等指力,上下左右推移,以取得脉搏最清晰的感觉（寻法）;或沿血管纵向前后循摸(循法)。体会不同指法下脉象的特征。再以同样方法在不同脉象模型手上进行练习,体会不同脉象,运用上述指法取得最佳指感时,体会和辨别脉象的频率快慢、力度强弱、部位深浅、脉体大小以及滑涩弦濡等形态特征,判断所切脉象的名称。总按和单按时,比较三部脉象的差异(包括三部脉象的部位、形态特征),并体会 16 种常见脉象:浮、沉、迟、数、平、弦、滑、洪、濡、涩、结、代、促、细、革、弱的指感特征,并区分这 16 种常见脉象。并根据辨脉的 4 个要素,概括描述带教老师所给 4 种脉象的主要特征临床意义并加以鉴别。

（1）浮脉

【脉象特征】　轻取即得,重按稍减而不空,举之泛泛而有余。

【临床意义】　主表证,亦主虚证。

（2）沉脉

【脉象特征】　轻取不应,重按始得。

【临床意义】　沉脉里证,有力为里实,无力为里虚。

（3）迟脉

【脉象特征】　脉来迟慢,一息不足四至(相当于每分钟脉搏 60 次以下)。

【临床意义】 迟脉主寒证,有力为寒积,无力为虚寒。

(4) 数脉

【脉象特征】 脉率增快,一息脉来五至以上(相当于每分钟脉搏在90次以上)。

【临床意义】 数脉主热证,有力为实热,无力为虚热。

(5) 平脉

【脉象特征】 不浮不沉,中取可得,从容和缓,应指有力,一息四至。

【临床意义】 正常脉象。

(6) 弦脉

【脉象特征】 端直以长,如按琴弦。

【临床意义】 主肝胆病、诸痛症、痰饮、疟疾等。

(7) 滑脉

【脉象特征】 往来流利,如盘走珠,应指圆滑。

【临床意义】 主痰饮、食滞、实热诸证。

(8) 洪脉

【脉象特征】 脉形宽大,滔滔满指,来盛去衰。

【临床意义】 主热甚。

(9) 濡脉

【脉象特征】 浮而细软,如絮浮水。

【临床意义】 主诸虚,又主湿。

(10) 涩脉

【脉象特征】 往来艰涩,如轻刀刮竹。

【临床意义】 主伤精、血少、痰食内停,气滞血瘀。

(11) 结脉

【脉象特征】 缓而一止,止无定数。

【临床意义】 主阴盛气结。

(12) 代脉

【脉象特征】 脉来一止,止有定数,良久方来。

【临床意义】 主脏气衰微。

(13) 促脉

【脉象特征】 数而一止,止无定数。

【临床意义】 主阳盛热实。

(14) 细脉

【脉象特征】 脉细如线,应指明显,按之不绝。

【临床意义】 主气血两虚,诸虚劳损;主湿侵。

(15) 革脉

【脉象特征】 中空外坚,如按鼓皮。

【临床意义】 亡血、失精、半产、漏下等。

(16) 弱脉

【脉象特征】 极软而沉细。

【临床意义】 主阳气虚衰或气血俱虚。

在使用脉象模型手时要注意正确切脉指法的训练,在教师指导下,同学间可相互练习,互相纠正。切脉时要聚精会神,注意调息,保持安静的环境。一次切脉时间不少于1分钟。使用脉象模拟装置时要严格遵守操作规程,以免损坏仪器。注意开机时先开电源,后按启动按钮,在切换不同脉象时,先关闭启动按键,再选择要感受的脉象,接着开启启动按钮。关机时首先关闭启动键,后关闭电源键,并且代表4种脉象的按钮始终有一个是按下去的。关机后将模型手的手套戴好,罩上防尘布,妥善放置在避光处。

二、智能化脉象仪简介及在脉诊中的应用

(一)智能化脉象仪简介

1. ZM-Ⅰb型中医脉象仪简介 ZM-Ⅰb型中医脉象仪是上海中医药大学科研人员在几十年中医脉象客观化研究及仪器研制基础上结合现代计算机技术研制而成的一种智能型中医现代化检测仪器。现由上海中医大科技发展公司继续开发生产。

ZM-Ⅰb型中医脉象仪由单头脉象换能器和脉象仪两部分组成。如在输出端再配以记录仪或显示器,即可构成完整简单的检测系统。

(1)用途:ZM-Ⅰb型中医脉象仪主要用于无创性脉象检测。换能器可根据需要安放在桡动脉寸、关、尺任何一部检测脉象信息。脉象仪可同步输出脉象图、微分图(速率图)及取法压力模拟量。

(2)特点:ZM-Ⅰb型中医脉象仪输出端设有多种输出电平插口,可直接配接记录仪(可用心电图仪代用)、示波器、磁带记录仪等,以便同步显示、描记或记录。ZM-Ⅰb型中医脉象仪设有灵敏度自校电路,可经常方便地校正本机的灵敏度,以保证所记录的脉象信息的准确性、可靠性。

ZM-Ⅰb型中医脉象仪配备的脉象换能器采用了"带付梁的悬臂梁式"的设计,因而从结构上解决了因换能器安放误差而造成的测量误差。

(3)外形:本仪器结构紧凑、体积小、重量轻、外形美观、携带方便。

外形尺寸、重量:300 mm×220 mm×100 mm,3 kg。

2. ZM-Ⅲ型智能脉象仪简介 ZM-Ⅲ型智能脉象仪是上海中医药大学科研人员在几十年中医脉象客观化研究及仪器研制基础上结合现代计算机技术研制而成的一种智能型中医现代化检测仪器。现由上海中医大科技发展公司继续开发生产。

仪器由脉象换能器、脉象放大器、A/D转换卡、计算机系统和脉象分析判别软件、中医辨证分析软件等部分组成。能自动采集脉象信号,并将中医脉象的位、数、形、势和脉图的各项特征参数作自动分析处理,同时结合中医望诊、问诊(以人机对话形式),根据中医八纲辨证的思路,提示受试者生理年龄、健康状况等内容。

(1)功能用途:ZM-Ⅲ型智能脉象仪主要用于无创性脉象检测。换能器可根据需要安放在桡动脉寸、关、尺任何一部检测脉象信息。

ZM-Ⅲ型智能脉象仪有系列脉图检测、40秒脉图检测功能,能实时显示、存储、重读数字化脉波信号,自动判读脉象的位、数、形、势,识别脉图特征参数,并以多逻辑判断模式确定脉名;能以脉诊检测为线索,经人机对话询问患者的症状,作出初步的中医八纲和脏腑辨证结论;能显示和打印系列脉图、最佳脉图及其特征参数、取脉压力-脉幅趋势图、40

秒脉波趋势图等组成的脉图检测报告;以及根据脉象提示的动脉系统张力、阻力、生理年龄、自律神经平衡状态和辨证结论等组成的临床辅助诊断报告。

计算机软件系统采用菜单、互交式处理的方式,设计了方便用户的友好界面,令复杂的操作一目了然。

脉象的辅助诊断软件以传统的中医理论为本,以上海中医药大学诊断教研室近二十年来积累的万余例临床实测脉象的知识库为支持体系,确保诊断的科学合理。

本仪器可广泛用于中医临床教学、科研、病情监护;中药、针灸、气功康复保健措施的疗效评估等,为中医教学、临床、科研提供可靠的客观指标。本仪器在计算机网络远程诊断和远程教学方面也有良好的应用前景。

(2) 外形尺寸、重量:240 mm×200 mm×100 mm,2 kg。

(二) 智能化脉象仪在脉诊中应用

脉象是脉动应指的形象。现代脉诊研究应用智能化脉象仪检测脉图,在模拟手指切脉过程中,由压力换能器等感觉装置获取脉搏信息,并经过信号放大和 A/D 转换后,通过计算机软件提取脉象信息,自动判读脉象的各项生理参数,是脉诊客观化、定量化的一种新手段。临床实验通过运用智能化脉象仪检测人体脉象,分析了解计算机自动判读的脉象信息及其生理参数与人工判读脉图的区别,初步掌握智能化脉象仪的操作使用方法。临床实验拟用到的器材:ZM-Ⅲc 型智能脉象仪、电脑、实验床、脉枕等。

1. 实验方法和步骤

(1) 将脉象换能器与脉象仪的输入插口相连,并按下相应的"工作"选择键。脉象仪的输出接线连至计算机的 com1 插口。接通电源线。

(2) 仪器标准状态调节:调节脉象仪面板上的调零电位器旋钮,使计算机"脉图采集"窗口显示的 P(g) 值为零待用。

(3) 以学生或患者作检测对象受试者取仰卧位,静卧 10 分钟。四肢放松,被测的手臂平放,外展 30°,直腕仰掌,腕下垫一脉枕。

(4) 换能器探头定位于手腕。

(5) 检测:按计算机显示屏的提示检测脉象。拆下换能器,仪器复原。

(6) 辨证:脉图采样处理按操作提示完成后,应进入辨证过程。点击该栏则弹出由脉诊作线索的问诊窗口,包括主症、兼症、舌象等内容。问诊后,系统进行辨证,并提供包括动脉系统张力、阻力、生理年龄、自律神经平衡状态,以及辨证结论在内的临床辅助诊断报告。关闭计算机和电源。

(7) 对被试者进行手指切脉,体会计算机判读的脉象的指感特征。

2. 使用时注意事项

(1) 检测时,应注意让受试者手臂关节自然放松,避免呼吸对肩、臂的牵动。

(2) 捻动换能器加压旋扭时,动作宜轻,避免向下按压和左右摆动。

(3) 诊察床不能倚靠和碰撞。

(4) 实验环境应保持安静。

(5) 仪器用完后恢复探能器,关闭智能化脉象仪及计算机和电源。